JN175042

臨床工学テキスト

Drugs and pharmacology

くすりと薬理

海本浩一 編著

岩谷博次 著

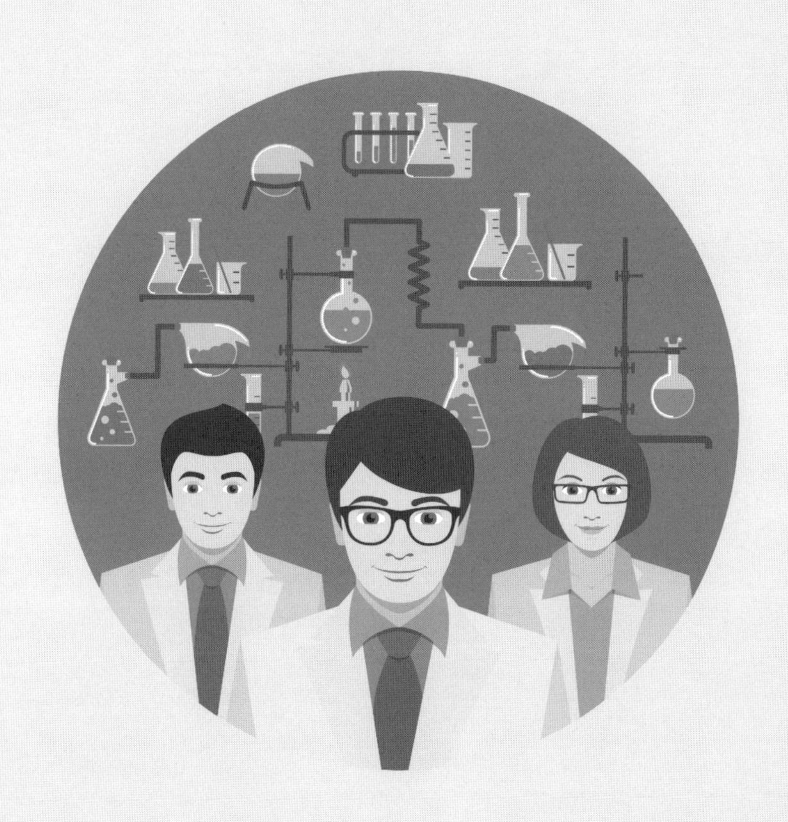

TDU 東京電機大学出版局

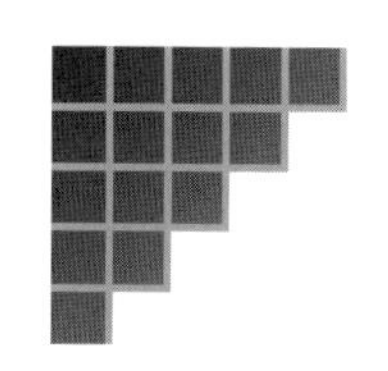

はじめに

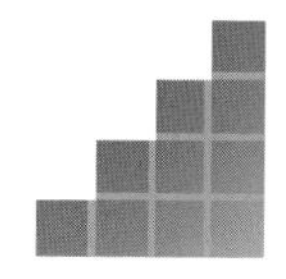

薬理学は生理学，生化学などの基礎医学分野を踏まえて，生体とくすり（医薬品）との関係を学ぶ学問領域である。それゆえ難しいイメージがある。今回，医療系を目指す学生，なかでも臨床工学技士のための薬理学入門を意識して執筆の機会を頂いた。医薬品が身近なものになりつつある現在，第1章「総論」には医薬品の分類を加え，全11章の構成とした。なお，第5章，第6章，第10章の一部は国立病院機構大阪医療センター腎臓内科・岩谷博次先生に執筆して頂いた。

本書は，これまでの授業で使用してきた資料やレジメを簡潔にわかりやすくまとめ，各章ごとに課題，確認問題，臨床工学技士国家試験問題と解答を付けた構成とした。また，本書はサイドスペースを空白としている。これは授業中あるいは自宅学習において，重要なことや気づいたこと，調べたことを書き込めるようにするためであり，各自の教材＆ノートとして活用してほしい。薬理学の学習にあたり授業に出席して聞くだけでは理解できない事柄も多く，より理解を深めるには予習つまり授業で学ぶ章を一読しておくことである。各回の授業までにその章を「必ず読む」ことを実行してほしい。また，学生から「くすりの名前が多くて覚えられない」という言葉をよく聞く。くすり名の羅列は止め，代表的なものに絞り記載している。本書を通して医療系の学生が医薬品について自分で調べるということを身につけることが目的であり，そのようになることを切に願う。

本書は第1刷であり，改良すべき点もあるものと思われる。読者のみなさんのご意見等を頂いて改善を積み重ねていきたいと思う。

最後に，本書作成において長期間にわたり多大なる激励と各章で貴重なご助言を頂いた稲垣千穂先生（内科医師 医学博士）に深謝致します。

平成29年4月

海本　浩一

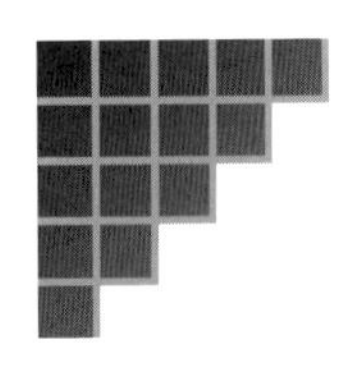

目　次

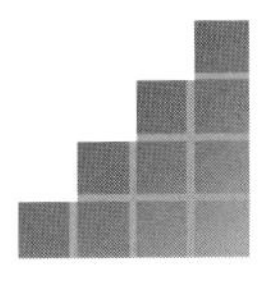

第1章
総論

現在，多くの化学物質が存在するなか，生体の機能に影響を及ぼす化学物質を薬物といい，この薬物のうち，病気の診断，治療，予防など医療に用いられるものがくすり（薬，医薬品）であり，法律により規格規定が厳密に決められている。薬は一般に広く使用される言葉であるが，ここでは薬と医薬品は同義語で使用する。

薬理学（Pharmacology）は，薬物と生体とのかかわりについて調べる分野であり，薬物が生体にどのように作用するか，作用機序も含めて明らかにしていくのが**薬力学**（Pharmacodynamics），生体が薬物をどのように処理していくか（吸収，分布，代謝，排泄）を調べるのが**薬物動態学**（Pharmacokinetics）である。

学習目的

くすり（薬）が身近なものになっている現在，法律による医薬品の分類を学び，薬の薬理作用やその体内動態を学ぶうえで，薬理学で用いられる用語の意味や概念を理解する。

学習内容

1．医薬品，医療機器等の品質，有効性および安全性の確保等に関する法律
　医薬品の分類，劇薬・毒薬の表示と管理
2．薬の投与と薬理作用
　薬の投与目的，投与方法，投与量
　薬理作用の分類，薬物受容体
3．薬物動態学
　吸収，分布，代謝，排泄
4．薬効に影響を及ぼす要因
　生体側の要因と薬物側の要因

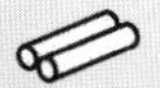
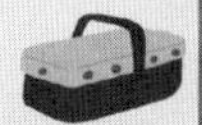

1.1 医薬品，医療機器等の品質，有効性および安全性の確保等に関する法律（医薬品医療機器等法）

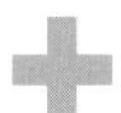

1.1.1 医薬品医療機器等法

日本における**医薬品**，**医薬部外品**，**化粧品**，**医療機器**および**再生医療等製品**の**品質**，**有効性**および**安全性**を確保するために必要な規制などを定めた法律で，この規制を行うとともに，指定薬物の規制に関する措置を講ずるほか，医療上，特にその必要性が高い医薬品および医療機器の研究開発の促進のために必要な措置を講ずることにより，保健衛生の向上を図ることを目的とする。

医薬品医療機器等法による医薬品とは，

(1) **日本薬局方**に収められているもの

(2) 人または動物の疾病の診断，治療，予防に使用されることが目的

(3) 人または動物の身体の構造または機能に影響を及ぼすことが目的で，機械器具，歯科材料，医療用品，衛生用品でないもの

をいう。

日本薬局方とは，医薬品の**性状および品質の適正を図るための規格基準書**である。日本薬局方の構成は通則，生薬総則，製剤総則，一般試験法，医薬品各条からなる。ただし，日本薬局方外医薬品規格もあり，これは日本薬局方に収載されていない成分のうち重要なものについて作成された規格となる。

1.1.2 医薬品

医薬品には，医師や歯科医師によって使用されるか，または処方せんもしくは指示によって使用される**医療用医薬品**と，医師や歯科医師の処方せんなしで薬局や薬店で直接購入できる**一般用医薬品**とがある。

医療用医薬品は，以前は要指示医薬品と要指示医薬品以外の医薬品に分類されていたが，この2種類の医薬品が処方せん医薬品として統合されたため，今日では**処方せん医薬品**と**処方せん医薬品以外の医薬品**となっている。

一般用医薬品は，副作用（有害作用）のリスクの程度により，**第一類医薬品**，**第二類医薬品**，**第三類医薬品**に分類される。

表 1.1　医薬品の分類

<table>
<tr><th colspan="6">医薬品</th></tr>
<tr><th colspan="2">医療用医薬品</th><th colspan="4">一般用医薬品</th></tr>
<tr><td>処方せん医薬品</td><td>処方せん医薬品以外の医療用医薬品</td><td>要指導医薬品</td><td>第一類</td><td>第二類</td><td>第三類</td></tr>
</table>

(1) 医療用医薬品

処方せん医薬品

医師等からの**処方せんの交付を受けた者**以外に対して，正当な理由なく販売してはならないとして厚生労働大臣が指定した医薬品をいう（処方せんがなければ購入できない医薬品）。

処方せん医薬品以外の医療用医薬品

医師等の処方せんがなくても一般の人に販売できる医薬品をいう。ただし，数量の限定（必要最低限の数量），販売記録の作成，薬歴管理の実施，薬剤師の対面販売などが必要となる。

(2) 一般用医薬品

医師等からの処方せんなしに薬局などで薬剤師，登録販売者から提供された情報に基づき購入し使用する医薬品であり，大衆薬，市販薬，**OTC 医薬品**（Over the counter drugs）ともいう。一般用医薬品は医薬品医療機器等法により，要指導医薬品，第一類医薬品，第二類医薬品，第三類医薬品に区分されている。

これまで医療用医薬品であったもので，一般用医薬品の第一類に変更されたが一定の期間を過ぎていないものを**スイッチ OTC 医薬品**という。

(3) 要指導医薬品

一般用医薬品で，スイッチ OTC 医薬品や劇薬，毒薬をいう。薬剤師による対面販売となり，インターネットでの購入はできない。

(4) 第一類医薬品

有害作用等により日常生活に支障をきたす程度の健康被害が生ずるおそれがある医薬品のうち，**特に注意が必要なもの**や新規医薬品をいう。販売にあたり**薬剤師が**手渡して商品内容や利用法について**文書で購入者に説明する義務**がある。

口唇ヘルペス治療薬：アシクロビル（アクチビア軟膏）

解熱鎮痛薬：ロキソプロフェン（ロキソニン S），H_2 ブロッカー：ファモチジン（ガスター 10）など

薬剤師による対面販売となり，インターネットでの購入はできない。

(5) 第二類医薬品

第一類医薬品以外で，その有害作用等により日常生活に支障をきたす程度の健康被害が生ずるおそれがある医薬品をいい，このなかで特に注意を要するものを指定第二類医薬品とし，丸や四角の枠で2を囲い表示する（指定第②医薬品，指定第[2]医薬品，算用数字で表示）。一般用医薬品のうち第二類が大半であり，薬剤師または登録販売者が常駐する店舗のみで販売でき，購入者へ**内容，成分，その他注意事項の説明**が求められる（**努力義務**）。

第二類医薬品

抗ヒスタミン薬：ケトチフェン（ザジテンAL鼻炎カプセル，パブロン鼻炎カプセルZ），かぜ薬：葛根湯エキス製剤（ルルかぜ内服液）など

指定第②医薬品

解熱鎮痛薬：イブクイック頭痛薬，かぜ薬：エスタック総合感冒，睡眠改善薬：ドリエルなど

第二類医薬品はインターネットでの購入が可能である。

(6) 第三類医薬品

上記以外の一般用医薬品で，販売にあたっては第二類医薬品と同様の規制を受けるが，購入者から直接希望がない限りは，商品説明に際して法的制限を受けない。

イソジンうがい薬，ムヒS（かゆみ，虫さされ），消毒用エタノールなど

第三類医薬品はインターネットでの購入が可能である。

(7) 後発医薬品（ジェネリック医薬品）

後発医薬品とは，医療用医薬品に属し特許が切れた医薬品を他の製薬会社が製造・供給する医薬品であり，**ジェネリック医薬品**ともいう。特許権の存続期間は原則として特許出願日から20年の経過を持つて終了する。後発医薬品では研究開発に要する費用が少なくて済むため，薬価は低く設定される。したがって，患者個々の医療費負担の軽減になる。

薬価とは，厚生労働省が定めた薬の公定価格で，医師等が処方する薬の値段をいう。薬価基準という価格表に掲載され，原則として2年に一度改訂される。

1.1.3　医薬部外品

(1) 人体に対する作用が緩和なもので，次の目的のために使用されるものをいう。

1) 吐きけその他の不快感または口臭もしくは体臭の防止

2) あせも，ただれ等の防止

3) 脱毛の防止，育毛または除毛

(2) 人または動物の保健のためにするねずみ，はえ，蚊，のみその他これらに類する生物の防除の目的のために使用されるものであって機械器具等でないもの。

医薬品と違い治療目的ではなく，予防や皮膚などを清潔に保つことが目的で，医薬品では効能・効果など注意が記載されているが，医薬部外品は指定された成分のみの記載である。また，医薬部外品は一般小売業（コンビニ，スーパーなど）でも販売可能である。

1.1.4　化粧品

人の身体を清潔にし，美化し，魅力を増し，容貌を変え，または皮膚もしくは毛髪を健やかに保つために，身体に塗擦，散布その他これらに類似する方法で使用されることが目的とされているもので，人体に対する作用がより緩和なものをいう。

医薬部外品は主に予防を目的としているが，化粧品は清潔や美化などを目的にしている。

1.1.5　医療機器

人もしくは動物の疾病の診断，治療もしくは予防に使用されること，または人もしくは動物の身体の構造もしくは機能に影響を及ぼすことが目的とされている機械器具等であって，政令で定めるものをいう。

◆参　考◆

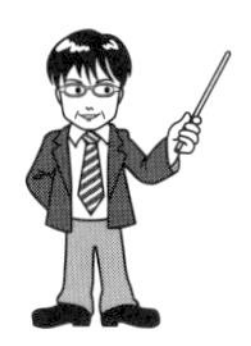

医薬品，医薬部外品，化粧品，医療機器に記載した定義は，医薬品医療機器等法の第１章「総則」第２条（定義）に記されている。

1.2 毒薬，劇薬

毒薬または劇薬とは，人または動物の身体に摂取・吸収または外用された場合，有効量が致死量に近い，蓄積作用が強い，薬理作用が激しいなどのため，人または動物の機能に危害を与える，またはそのおそれがあるものとして，厚生労働大臣が指定する医薬品である。

毒薬は医薬品であるが，作用がきわめて強力で，毒性が強いものとして厚生労働大臣が指定する。毒薬は**黒地に白枠，白字**で，その**品名および「毒」**の文字が記載されていなければならない。また，その保管に際しては，**施錠できる場所に**他のものと区別して貯蔵および陳列しなければならない。

劇薬も医薬品であり，劇性が強いものを厚生労働大臣が劇薬として法令で指定する。劇薬は**白地に赤枠，赤字**で，その**品名および「劇」**の文字が記載されていなければならない。また，その保管に際しては，**他のものと区別して**貯蔵および陳列しなければならない。

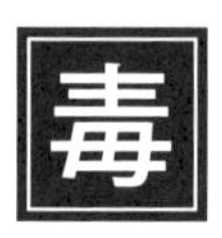

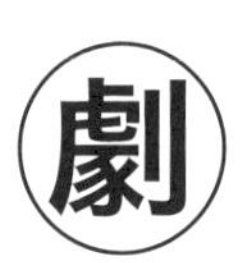

図 1.1　毒薬，劇薬の容器，被包に表示する標識の例

◆参　考◆

毒薬・劇薬と毒物・劇物

毒薬・劇薬は医薬品医療機器等法により，毒物・劇物は毒物及び劇物取締法により規制されている。毒薬・劇薬は毒物・劇物とは異なり医薬品である。

毒物の表示は「医薬用外」の文字と，赤地に白文字で「毒物」の文字で記載，劇物では「医薬用外」の文字と，白地に赤文字で「劇物」の文字で記載されなければならない。

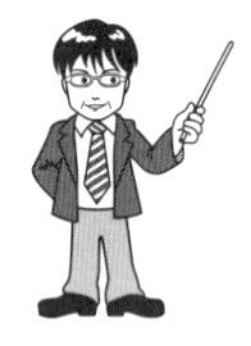

医薬用外
毒　物

医薬用外
劇　物

1.3 薬の投与と薬理作用

1.3.1 薬の投与目的

薬は病気の予防，診断や治療に用いられる。治療薬は病気の原因となるものを除去するために投与される場合，これを**原因療法**という。たとえば，細菌感染を起こした際に抗生物質を投与し原因を取り除く。一方，病気の原因を取り除くのではなく，たとえば風邪をひいた場合には，発熱に対して解熱薬，のどの痛みがあれば鎮痛薬，咳がでれば鎮咳薬などのように，症状を改善し疾病の治癒につなげるものを**対症療法**という。また，生体内で欠乏しているものを補うものに**補充療法**がある。糖尿病治療にインスリンを投与するなどである。

その他，インフルエンザなどの感染症予防のためのワクチンなどは**予防薬**として，また，X 線検査に用いられる造影剤などは**診断薬**として投与される。

1.3.2 薬の投与方法

薬の投与方法はいくつかあり，それぞれの利点，欠点を表 1.2 にまとめた。

表 1.2 投与方法による違い

投与方法	利 点	欠 点
経口投与 (p.o.)	薬の滅菌や身体の消毒の必要はなく，飲むだけで簡単に投与できる。	速効性はない。 消化管，肝臓で分解されやすいものは投与しにくい。
静脈内注射 (i.v.)	速効性がある。 消化管，肝臓で分解されやすいものも投与できる。 消化管を通過しないので，胃腸障害が少ない。	油性，懸濁液は投与できない。 薬効が速く強くでるので，ショックなどを起こすことがある。 消毒，穿刺など，清潔操作の必要がある。
筋肉内注射 (i.m.)	刺激性，油性，懸濁液も投与できる。	速効性はない。注射部位が限られる。
皮下注射 (s.c.)	懸濁液も投与できる。 注射部位が広い。	刺激性のあるものは投与できない。

(1) 経口投与

経口投与（p.o.：per os, peroral）は製剤過程で滅菌を必要とせず，消毒の必要もないもっとも簡単な投与方法である。経口投与では，薬物は消化管から吸収され門脈を通り肝臓を経て全身に循環するので，効果が発現するまでに時間を要するが（30～60 分程度），不快な味や臭いのするものはカプセル剤や糖衣錠にできる。一方，空腹時に服用すると胃腸障害を起こす薬物もあり，食後に服用するほうが多い。

経口投与には消化管からの吸収以外の経路もあり，口腔粘膜から吸収される舌下錠（吸収されたのち肝臓を経ずに全身循環に入る）や，口の中で溶解させ口腔，咽頭に局所的に作用させるトローチ剤などもある。

(2) 注射

速効性を要する場合や内服すると消化管や肝臓で分解される割合（初回通過効果）の多い薬物は**注射**（injection）が用いられる。しかし，注射による投与は痛みを伴い，注射器や注射部位の消毒が必要となる。

1) 静脈内注射（i.v.：intaravenous）

速効性があり，薬物の100％を血中に投与できる。投与方法はワンショットでの投与と時間をかけて点滴をする方法がある。しかし，薬効が速く強く現れるため，ショックや不整脈などが現れたりする場合もある。また，油性などの難溶性薬物は投与できない。

2) 筋肉内注射（i.m.：intramuscular）

刺激性のあるものや，油性，懸濁液が筋肉内に投与される。静脈内注射に比べ吸収は遅いが持続性がある。注射部位としては上腕の筋肉か臀部の筋肉が多い。

3) 皮下注射（s.c.：subcutaneous）

水溶性薬物や懸濁液は皮下注射で行える。刺激性のある薬は知覚神経が多く分布しているので投与できない。

4) 動脈内注射（i.a.：intraarterial）

心臓の冠状動脈内の状態を検査するためにX線造影剤を注入したり，また，血栓を溶解するために薬を注入する。また，腫瘍などの病巣に動脈から化学療法薬（抗癌剤など）を注入したりする際に用いられる。動脈内への投与は医師以外はできない。

(3) 直腸内投与

坐薬として直腸内に投与する。胃腸を直接刺激しないので胃腸障害の強い薬が用いられる。**直腸内投与**（intrarectal administration）では直腸中間部より上部は粘膜より吸収され門脈を介して肝臓に入るが（初回通過効果を受ける），直腸中間部から下部は粘膜より吸収されて腸骨静脈系を介して下大静脈，体循環に入るため，門脈を通らずに肝臓での代謝は受けない。

(4) 吸入

吸入（inhalation）では揮発性の薬は肺や気管支粘膜から速やかに吸収される。全身麻酔の吸入薬や喘息時の気管支拡張薬などが吸入される。

(5) その他

1) 経皮吸収

皮膚から徐々に吸収され，長時間にわたり薬を体内に取り入れる。狭心症治療のニトログリセリンなどをテープにして胸部に貼って吸収させる。

2) 局所適用

軟膏やクリーム剤として皮膚疾患部位に塗布し，局所に作用させる。

1.3.3 薬の投与量

(1) 投与量と薬効

薬の投与量は非常に少量では効果が得られないが，増量していくと効果が発現する。効果が得られない投与量を**無効量**といい，効果が発現し始める量を**最小有効量**という。さらに増量していくと薬物の作用がだんだん強くなり，ついには有害作用が出現し中毒症状を起こす。この量を**中毒量**という。この中毒量までは最大耐用量であり，これを**極量**と呼ぶ。中毒量からさらに増量していくと，ついには死亡する量となり，**致死量**という。

したがって，薬には有効量の中で効果が発揮され，しかも中毒量には至らない投与量が決められ，これを**治療量**（**常用量**）とする。

無効量＜有効量（最小有効量→治療量→極量）＜中毒量＜致死量

薬の安全性を示す指標に治療係数がある。この治療係数は50％有効量（ED_{50}：Effective Dose）と50％致死量（LD_{50}：Lethal Dose）で表す（**治療係数**＝LD_{50}/ED_{50}）。ED_{50}とは，たとえば100匹のマウスに睡眠薬を投与したところ，半数が睡眠反応を起こした薬物量をいい，LD_{50}とは，100匹のマウスのうち半数が死亡した薬物量のことをいう。ED_{50}とLD_{50}との差が広いほど（治療係数が大きいほど），安全域の広い薬といえる。

一般に，横軸に対数で用量を縦軸に反応をプロットした用量–反応曲線を用い，通常はS字状の曲線となる。

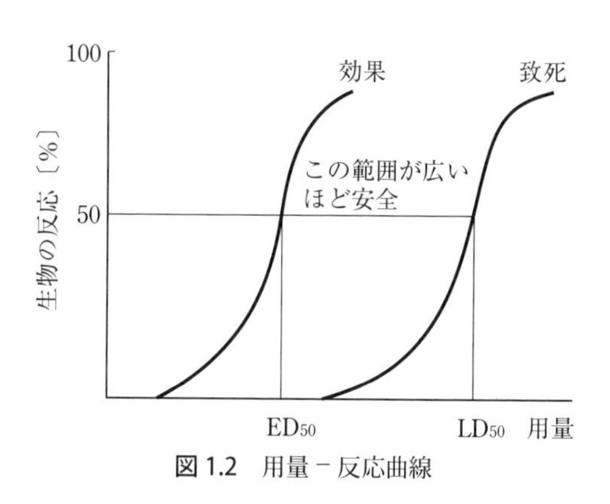

図1.2 用量－反応曲線

なお，近年は50％中毒量（TD_{50}：Toxic Dose，ED_{50} と LD_{50} の間に位置する）を用いて，LD_{50}/TD_{50} を安全域とすることもある。

(2) 薬物の血中濃度

投与された薬物は血液を介して全身に運ばれるので，薬の**血中濃度**を知ることは，薬効や毒性を知るうえで重要となる。

1）生物学的半減期

薬物の血中濃度とは，ある時点での薬物の血中濃度がその半分になるのに要する時間を**生物学的半減期**（$T_{1/2}$）といい，投与された薬物の代謝，排泄の速さを反映する。この $T_{1/2}$ の長い薬は反復投与すると蓄積する可能性があるので，投与間隔を長くするなどが必要となる。

いま，薬物の血中濃度の推移をもっとも単純な1コンパートメントモデルを用いて検討する。

薬物を静脈内に投与すると100％血中に入り，その後全身に分布する。一応の分布が終わると，以降は消失速度に応じ血中から減少する。この減少速度 dx/dt は次式で与えられる。

$$\frac{dx}{dt} = -Kx$$

K：消失速度定数，x：血中薬物量

t 時間後の血中薬物量 x は，初期投与量を X_0 としたときに，

$$x = X_0 e^{-K \cdot t}$$

となる。

ここで血漿量 V_d〔ml〕を不変（一定）とすると，初期投与量 X_0 は薬物初期濃度 C_0 に置き換えられ，t 時間後の薬物の血中濃度 C は，

$$C = C_0 e^{-K \cdot t}$$

となり，この対数をとると，

$$t = \frac{1}{K} \log_e \frac{C_0}{C}$$

となる。

ここで，$T_{1/2}$ は $C = \frac{C_0}{2}$ であるので，$T_{1/2} = \frac{1}{K} \log_e 2$ より

$T_{1/2} = \frac{0.693}{K}$ となる。

このように，消失速度定数 K がわかれば $T_{1/2}$ が求まり，$T_{1/2}$ がわかっている薬なら K が求まるので，t 時間後の血中薬物濃度の推測ができる。

また，薬物のクリアランス CL〔ml/min〕も次式より求めることができる。

$$CL \text{〔ml/min〕} = \frac{dx \,/\, dt \text{〔mg/min〕}}{C \text{〔mg/dl〕}}$$

$$= \frac{Kx}{C}$$

$$= KV_d$$

V_d：分布容積

2）濃度曲線下面積

縦軸を薬物血中濃度，横軸に時間をとった血中濃度曲線の下の面積は，体内に吸収された薬物量を反映する。これを**濃度曲線下面積**（AUC：Area under curve）という。

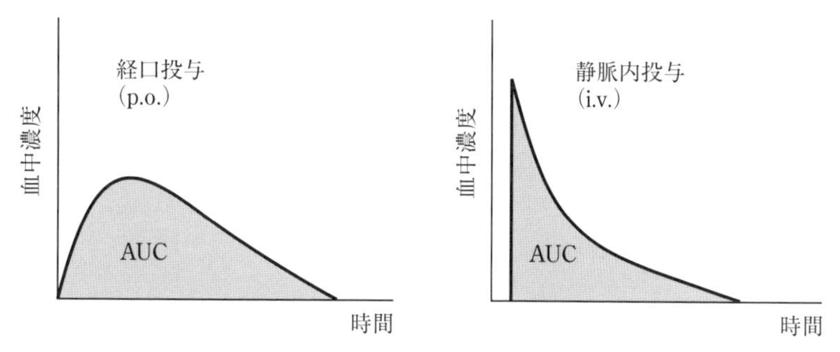

図 1.3　濃度曲線下面積（AUC）

3）薬物血中濃度測定

薬物を同量投与しても個人により血中濃度は異なる。近年，血中濃度と治療効果，血中濃度と有害反応に関係があることが明らかになり，薬物の血中濃度を測定し，これに基づき患者個々にもっとも適した投与量，投与方法を決める。このように薬物の血中濃度をモニタリングしながら薬物治療を実施していくことを**薬物モニタリング**（TDM：Therapeutic drug monitoring）という。この方法は，特に治療係数が小さい（安全域の狭い）薬には有効である。

1.3.4　薬理作用の分類

薬物の薬理作用のなかで，疾病に対し治療に有用な作用を**主作用**（Main action（effect））といい，生体に有用，不用を問わず治療効果以外の作用を**副作用**（Side action（effect））という。また，常用量の範囲のなかで生体に好ましくない，むしろ有害な作用を**有害作用**（Adverse effect）というが，現在のところ，**有害作用も含めて副作用**という言葉が定着している。

なお，常用量を超えて多量の薬による有害作用は**薬物中毒**（Drug intoxication）という。

ジギタリスを例にとると，

主作用：強心作用
副作用：利尿作用
有害作用：徐脈

となる。

1.3.5 薬物受容体（レセプター）

生体内の細胞膜上には薬物などが結合し細胞の応答を引き起こす特定の部位が存在する。この特定の部位を**受容体**という。受容体は細胞膜上または細胞内にも存在するが，薬物以外にも神経伝達物質やホルモンなどとも特異的に結合する。

受容体と結合して細胞応答反応を引き起こす薬物を**作動薬**（**アゴニスト**）と呼び，これに対し，受容体に結合することで作動薬が受容体に結合することを抑え，作動薬の作用を抑制するものを**遮断薬**（**拮抗薬**，**アンタゴニスト**）という。薬では，この遮断薬を拮抗薬あるいはブロッカーという言葉でも用いられている。

◆参　考◆

受容体

薬物の受容体という概念は，1900年，化学療法剤であるサルバルサンを開発した細菌学者エールリッヒらにより示された。しかし，近代薬理学に薬物受容体の概念を導入したのはイギリス人のクラークであった。現在，細胞膜受容体にはGタンパク質共役型受容体（GPCR：G protein-coupled receptor），イオンチャネル内蔵型受容体，1回膜貫通型受容体が知られているが，体内に広く存在するのはGタンパク質共役型受容体，別名，細胞膜を7回貫通する特徴的な構造から7回膜貫通型受容体とも呼ばれるものである。細胞外の神経伝達物質やホルモンを受容してその情報を細胞内に伝えるが，その際Gタンパク質と呼ばれるタンパクを介して情報伝達が行われる。このGタンパク質共役受容体の動作を解明するうえで重要な発見をしたブライアン・コビルカとロバート・レフコウィッツは，2012年ノーベル化学賞を受賞した。

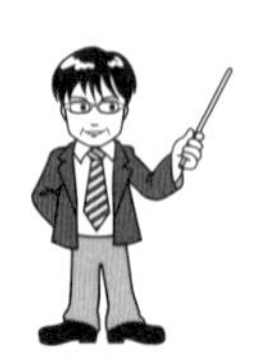

1.4 薬物動態学

薬物が体内に入ってから出ていくまでを量的に調べる。つまり投与された薬物の生体内での吸収，分布，代謝，排泄を量的に調べる分野を**薬物動態学**（Pharmacokinetics）という。

1.4.1 吸収

投与された薬物が血中に入るまでの過程を**吸収**という。投与方法により吸収される薬物の量は異なるが，薬物は生体膜を通り血中に入り血中から組織に移行する。したがって，薬物の吸収は生体膜の特性に左右される。脂質に溶けやすい薬物は生体膜を通過しやすい。薬物が膜を透過する方法としては，大部分，受動拡散で吸収される。

経口投与された薬物は，消化管から吸収され門脈を通り肝臓を経て下大静脈から心臓に行き，全身に運ばれる。

(1) 初回通過効果

初回通過効果（First-pass effect）とは，経口投与された薬物が消化器官から吸収されて肝臓を最初に通過する間に，どの程度代謝されたかを表すものである。たとえば，プロプラノロール（β 遮断薬）は大半がこの効果を受け，約 1/3 の薬物量だけが全身に循環する。

(2) 生体利用度

生体利用度（Bioavailability）とは，経口投与された薬物が肝臓を通り，初回通過効果を経てどの程度吸収されたかを表すものでる。静脈内投与の場合は 100％が血中に入るが，経口投与では必ずしもすべてが血中に到達するとは限らない。そこで，静脈内投与時の濃度曲線下面積（AUC）を基準に経口投与時の AUC を比べ，経口投与された薬がどの程度生体に利用されるかを示す指標とする。

$$\text{生体利用度} = \frac{\text{経口投与の AUC}}{\text{静脈内投与の AUC}} \times 100\,〔\%〕$$

つまり，経口投与された薬物が吸収されて循環血中に到達するまでの過程の効率を反映する。たとえば，同じ薬成分でも錠剤，カプセル剤，顆粒剤，粉剤では経口投与での AUC が異なるので，生体利用度は剤形の決定などにも利用される。

1.4.2 分布

体内に吸収された薬物は，血液により全身に運ばれ各組織に移行し均一に分布する。しかし，ヨード剤のように甲状腺に集中して分布する薬物もある。また，脳には**血液－脳関門**があり，薬物の脳組織への移行は自由ではない。一般に，親水性薬物はこの関門を通過できないが，脂溶性薬物は細胞膜に溶け込み拡散するため関門を通過する。

薬物が血中を循環するときは**タンパク質（主にアルブミン）と結合した結合型**と，**結合しない遊離型**として存在しており，**遊離型のみが組織に移行して薬理作用を発揮する**。血中タンパク結合率の高い強い薬物は徐々にタンパクから遊離するため，薬効が持続する。また，薬物を併用した場合，タンパクとの結合力の強い薬物が血中タンパクと結合するため，結合力の弱い薬物の遊離型濃度が高くなり，その薬の作用が強く現れたりする。

1.4.3 薬物代謝

生体は体内に入ってきた薬物をできるだけ早く処理して体外に排泄しようとする。水溶性薬物はそのままの形で腎臓から排泄されるが，脂溶性薬物のほとんどは肝臓で代謝されて水溶性物質になったのち，腎臓から排泄される。肝臓は脂溶性薬物に**極性基を導入**して水溶性薬物に変換する役割を持つ。

薬物の代謝は２段階からなり，第１相は肝臓のミクロソームに存在する薬物代謝酵素**チトクロム P450** により触媒された酸化，還元，加水分解反応による極性基の導入である（図 1.4）。第２相はグルクロン酸抱合，グリシン抱合，硫酸抱合のような**抱合反応による極性の増大**である（図 1.5）。

(1) 酸化　$RCH_2CH_2CH_3 \longrightarrow RCH_2CH(OH)CH_3$

(2) 還元　$RCOR' \longrightarrow RCHOHR'$

(3) 加水分解　$RCOOR' \longrightarrow RCOOH + R'OH$

図 1.4　酸化，還元，加水分解による極性基の導入

図 1.5　グルクロン酸抱合による極性基の増大

参　考

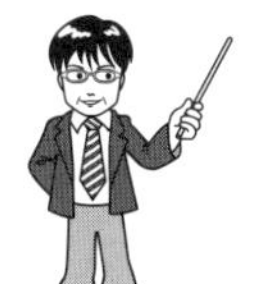

プロドラッグ

薬物の多くは肝臓で代謝を受けてその活性を失うが，一方，代謝を受けることで活性を発現する薬物を**プロドラッグ**という。解熱鎮痛剤のロキソプロフェン（ロキソニン）などがある。

プロドラッグには下記の特徴がある。

① 体内への吸収を良くする（バイオアベイラビリティの向上）
② 有害作用を低減する（胃腸障害など）
③ 特定の臓器で作用させる
④ 作用の持続化ができる（半減期を長くする）

1.4.4 排泄

薬物は主に腎臓から排泄される。血中でタンパクと結合していない薬物は腎臓から尿中へ排泄される。また，グルクロン酸抱合などの抱合反応を受けた多くの薬物は，胆汁中に排泄され十二指腸に排泄される。十二指腸に排泄された薬物のなかには，腸内細菌により変化を受けたのち再吸収されて肝臓に入る，腸肝循環を行うものもある。

◆参　考◆

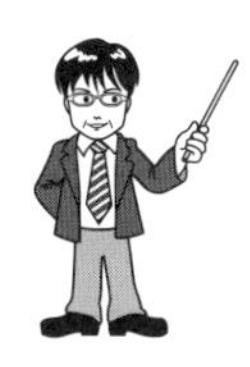

ドラッグ・デリバリーシステム

ドラッグ・デリバリーシステム（DDS：Drug delivery system）とは，薬物は生体内で吸収，代謝，排泄などの影響を受けるが，投与した薬物が可能な限り有効な方法でその作用部位に到達するように，量的，時間的に制御し，コントロールされた薬物伝送システムをいう。

DDSにより以下のことが期待される。

① 薬物の剤型を工夫することで，放出を制御し適切な薬物血中濃度を保つ
② 発現効果をより的確なものとする
③ 有害作用を軽減する
④ プロドラッグのように薬物の吸収効を良くし，標的器官で薬物活性を発揮する

1.5 薬効に影響を及ぼす要因

薬物の薬効発現にはさまざまな因子が影響する。ここでは生体側と薬物側の要因について述べる。

1.5.1 生体側の要因

同じ体重の人に同じ薬を同量投与しても，同じ程度の反応を起こすとは限らない。人により強い反応を起こす場合もあり，それほど薬理作用を示さない人もいる。この反応の違いは生体のさまざまな要因により，薬への感受性が異なってくるために起こるものである。

(1) 服薬コンプライアンス

患者は処方された薬を医師の指示どおりに服薬するとは限らない。薬の服用法を正しく守らずに，飲まなかったり飲み過ぎたり，飲み間違えたりすると治療効果が上がらずに有害作用が生じる場合もある。患者が処方どおりに薬を服薬していることを「コンプライアンスが良い」という。コンプライアンスとは「患者の処方への理解力」という意味でもあり，服薬コンプライアンスを維持するためには，医師，薬剤師や看護師などの医療従事者による服薬指導や説明といった**インフォームドコンセント**（Informed consent，内容をよく知らされ，十分に理解したうえでの合意）が重要となる。

(2) プラセボ効果

患者に乳糖，生理食塩液，デンプンのような薬理作用を持たない物質（ダミードラック）を薬のように与えると，薬と同様の治療効果が見られる場合がある。このような作用を**プラセボ効果**という。心理的効果で症状が影響されやすい不眠や疼痛などの薬はプラセボ効果が出やすい。臨床的には催眠薬，鎮痛薬の関連で起こりやすい薬物依存を防止するために利用する。

また，これを利用したものに，新薬開発における臨床試験の**二重盲検法**（Double blind test）がある。二重盲検法とは，治験薬の効果判定をする医師ならびに投薬を受ける患者には治験薬について知らせないという条件下で試験を行う。

(3) 耐性

薬物を反復投与していると次第に効かなくなり，投与量を増量しないと目的の効果が得られなくなる。このような現象を**耐性**（Tolerance）という。薬物耐性を生じるものにはモルヒネのような麻薬性鎮痛薬，バルビツール酸系催眠薬，アルコール，抗生物質などがある。薬物耐性には薬物動態学的な耐性と薬物動力学的な耐性があり，後者は生体細胞の薬への感受性が低下するために生じる。

また，1つの薬に耐性ができると，その薬物と化学構造の類似している他の薬物に対しても耐性を示すようになり，これを**交差耐性**と呼ぶ。たとえば，モルヒネの連用により耐性ができると，ペチジン塩酸塩などの他の麻薬性鎮痛剤にも耐性ができる。つまり，その薬物と作用，化学構造の類似した別の薬物に対しても耐性は生じやすい。

(4) 低栄養

血中では多くの薬物がタンパク（主にアルブミン）に結合し，結合していない薬のみが標的器官に移行して薬理作用を発揮する。したがって，栄養状態の1つの指標である血中アルブミン値が低下していると，結合型の薬物量が減り，結果的に結合していない薬物量が増えることになり，その薬の薬理作用が強く現れることになる。

(5) 年齢

年齢とともに身体の機能は変化していく。なかでも小児，高齢者は健常者とは薬への感受性も異なってくる。

1) 小児

小児は身体の大きさが大人と異なるだけでなく，生体の各機能が未熟なため薬に対する感受性も異なり薬物の代謝機能も劣ることから，大人の適量でも有害作用が現れるなどの特徴がある。小児には小児薬用量が決められており，Harnack（ハルナック）表が用いられる（表1.3）。

表1.3 Harnack 表

	成人	12歳	7.5歳	3歳	1歳	6か月	3か月
用量	1	2/3	1/2	1/3	1/4	1/5	1/6

2) 高齢者

高齢者では生体機能の低下により薬の有害作用の発現率が高くなる。たとえば，血中アルブミンの減少によりタンパク結合型の薬物が少なく，遊離型の薬物が増えるため薬理作用が強くでる。また，高齢者では薬物代謝能は低下しており，肝臓で代謝される割合が大きい薬物では半減期が延長し，薬物の蓄積も見られる。また，腎機能も低下していることから，腎臓から排泄される薬の排泄量が減少し，血中濃度が高くなり有害作用が発現しやすくなる。これらのことを考慮して高齢者では，薬の投与量を減量する必要がある。

(6) 性差，妊婦

女性は男性に比べ一般的に体重が少なく，性周期があり，妊娠，授乳ということもあり，薬の投与を考慮する必要がある。

妊婦への薬の投与は，母体への影響と胎児への影響を考慮しなければならない。妊娠時には体内代謝や内分泌機能などが非妊娠時と異なることから，薬物に対する感受性も異なってくる。妊娠中の母体は薬物によるショックを起こしやすく，妊娠により肝臓や腎臓に障害が発現する場合もある。

胎児に薬が影響すると，催奇形成という問題を引き起こす。血液胎盤関門では，脂溶性の薬は胎児にも移行するものとして妊婦への薬の投与は注意を要する。また，母親に投与された薬の多くは母乳にも移行して，新生児に影響を及ぼす可能性がある。

(7) 薬物依存

ある種の薬物を繰り返し服用していると，薬物を求める気持ちが強く服用せずにはおれなくなり，服用を中止すると激しい禁断症状を現す場合がある。このような状態を**薬物依存**という。服用をやめても身体症状にでない**精神的依存**と，服用中止により禁断症状が現れる**身体的依存**がある。このような薬物を連用していると，次第に効果がなくなり耐性を生じる。薬物依存は個人の健康破壊のみならず，家庭，社会にも悪影響を与えることから，麻薬および向精神薬取締法，覚せい剤取締法，大麻取締法などで法的に規制されている。

1.5.2　薬物側の要因（相互作用）

2 種類以上の薬物を同時に投与すると，一方の薬物が他方の薬物の薬効に影響を及ぼすことがある。これを**薬物相互作用**という。薬物相互作用には，薬の作用部位や受容体に影響を及ぼす**薬力学的相互作用**と，薬物の吸収，分布，代謝，排泄に影響を及ぼす**薬物動態学的相互作用**がある。また，薬物の薬効に影響を及ぼす食物などもあるので注意が必要である。

(1) 薬力学的相互作用

サイアザイド系利尿薬は低カリウム血症になりやすく，ジギタリス製剤と併用するとジギタリス中毒（不整脈や消化器症状など）を起こしやすい。

ワルファリンなどの経口抗凝固薬は，非ステロイド性抗炎症薬（アスピリンなど）との併用で出血傾向を示す。

(2) 薬物動態学的相互作用

1）吸収における薬物と食物

テトラサイクリン系抗生物質は，Ca，Al，Mg などを含有する制酸薬と併用すると消化管で不溶性物質に変化し，吸収が低下する。牛乳でテトラサイクリンを服用しても同様に不溶性塩を形成し，吸収が抑制される。また，鉄剤をお茶（タンニン含有）で服用すると鉄の吸収が悪くなる。

2）タンパク結合率

血中では多くの薬物がアルブミンに結合することが知られているが，その結合の割合を**タンパク結合率**という。タンパク結合率の高い薬物は薬理作用を示す遊離型が少ないが，タンパクとの結合力の強い薬物が入ってくると追い出されて遊離型が増え，副作用や有害作用が出現しやすくなる。

抗凝固薬のワルファリンは血中における遊離型が少ないが，タンパク結合力の強い薬物が投与されると遊離型のワルファリンが増え，出血を起こすことが知られている。

3）代謝における薬物と食物

薬物代謝酵素のチトクロム P450 は基質特異性が低く，1つの分子種が多くの薬物の酸化を行っており，さらに，各分子種は薬物により酵素誘導や阻害を受けることから，薬物を併用した場合，代謝の段階での相互作用が発現する。

たとえば，グレープフルーツジュースで薬を服用すると，チトクロム P450 の分子種チトクロム P450-3A4(CYP3A4) が抑制されて，Ca^{2+} チャネル遮断薬，エリスロマイシン（抗生物質），シクロスポリン（免疫抑制剤）などの作用が強められ，有害作用が発現する。また，ヘルペス治療薬のソリブジンは抗癌剤のフルオロウラシルの代謝酵素を阻害し，その作用を増強させ，強い有害作用が発現することなどが知られている。

1.6 新薬の開発

1.6.1 ヘルシンキ宣言

ヘルシンキ宣言は人と対象としたすべての臨床試験において，過去の誤った人体実験を繰り返さないために，1964年に世界医師会がヘルシンキで宣言した。人を対象とする医学研究の倫理的規範である。

ヘルシンキ宣言に基づいて臨床試験を実施するために必要不可欠な3つの条件がある。

(1) 倫理性を踏まえ，科学的に適正な臨床試験計画書（プロトコール）を作成し，それを遵守して臨床試験を実施すること。

(2) 臨床試験を実施する担当医師などから独立した治験審査委員会において，試験計画，被験者への同意取得のための説明が適正であり，試験実施が科学的・倫理的に妥当であると承認を得ること。

(3) 臨床試験の実施にあたり，被験者から自由意思による適正な文書による同意が得られること。

1.6.2 GCP

治験を行う病院，医師，製薬会社は，医薬品医療機器等法に基づき「医薬品の臨床試験の実施の基準」に関する省令（**GCP**：Good clinical practice）を守らなければならない。この規則は欧米諸国をはじめ国際的に認められている。

GCPで定められている規則

(1) 治験の内容を国に届け出ること。

(2) 治験審査委員会で治験の内容をあらかじめ審査すること。

(3) 同意が得られた患者さんのみを治験に参加させること。

(4) 重大な副作用は国に報告すること。

(5) 製薬会社は治験が適正に行われていることを確認すること。

課　題

1. 医薬品医療機器等法の定義を書きなさい。

2. 医薬品を分類しなさい。

3. 薬物動態において，

1) 吸収で生体利用度と初回通過効果を説明しなさい。

2) 分布で血液脳関門とは何か。

3) 代謝でチトクロム P450 の役割とグルクロン酸抱合を説明しなさい。

4. 薬効に影響する要因で生体側と薬物側の要因をまとめなさい。

確認問題

1. 薬物が生体にどのように作用するか，作用機序も含めて明らかにしていくのが（　①　），生体が薬物をどのように処理していくか（吸収，分布，代謝，排泄）を調べるのが（　②　）である。

2. 医師の処方が必要な医薬品を（　①　），一般の人々が自由に薬局や薬店等で購入できる医薬品を（　②　）という。

3. （　①　）は，医薬品，医薬部外品，化粧品，医療機器および再生医療等製品の品質，安全性および有用性を規定した法律で，（　②　）は，重要な医薬品の品質，純度などを規定した規格書である。

4. 薬理作用のうち，もっとも顕著で治療の目的に用いられる作用を（　①　）といい，治療上不必要な作用を（　②　）という。また，生体にとって好ましくない害のある作用を（　③　）という。ただし，日本では②と③は同様に用いられる場合が多い。

5. 薬の投与方法で，もっとも即効性のある投与法は（　①　），初回通過効果を受ける投与は（　②　），刺激性のあるものや懸濁液も投与できるのは（　③　）である。

6. 経口投与された薬物のうち，初回通過効果による代謝を経て全身循環に入った薬物の割合を（　　　）という。

7. 多くの薬物は肝臓で代謝を受け活性を失うが，代謝を受けることで活性を発現するような薬物を（　　　）という。

8. （　　　）とは，2 種類以上の薬物を同時に投薬すると，一方の薬物が他方の薬物の効果に影響を及ぼす現象である。

9. 薬理作用のない物質が，心理的な作用によって臨床的な効果を現すことを（　　　）効果という。

10. （　　　）とは服薬遵守の意で用いられ，その低下は医療効果や安全性の低下を引き起こす。

11. (　　　) とは作用がきわめて強力で毒性が強い医薬品をいう。

12. ヒトを対象としたすべての臨床試験の倫理的規範は (　　　) 宣言に基づいている。

13. ある薬を午前 10 時に静脈内投与したところ血中濃度が 0.1 mg/dl であった。午後 8 時に採血し測定したところ，血中濃度は 0.01 mg/dl となった。この薬の生物学的半減期はいくらか。
$\log_e 2 = 0.693$，$\log_e 10 = 2.303$ とする。

第2章
抗感染症薬

抗感染症薬とは，病原性微生物を宿主の生体内で死滅させたり増殖を阻止する薬をいう。抗感染症薬はその病原性微生物により抗菌薬（抗生物質，合成抗菌薬），抗ウィルス薬，抗真菌薬および消毒薬に分類される。

学習目的

感染症の原因となる微生物の分類を知り，抗感染症薬の基本語句の意味を理解し，抗感染症薬の分類と特徴（作用機序，副作用）について学ぶ。

学習内容

1．微生物

微生物の分類（細菌，ウィルス，真菌，抗酸菌，その他），グラム染色，抗菌スペクトル，菌交代症，交差耐性

2．抗感染症薬

作用機序，分類（抗生物質，合成抗菌薬，抗結核薬，抗真菌薬，抗ウィルス薬，消毒薬），副作用

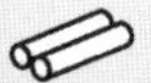

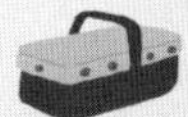

2.1 細菌と抗菌スペクトル

微生物が体内に侵入して増殖し発症する疾患を**感染症**という。感染を引き起こす微生物には，真核生物として真菌や原虫，原核生物として細菌，ウィルスやリッケチアがある。ここでは細菌について簡単に述べる。

2.1.1　細菌

細菌には細胞壁があり，細胞膜を取り囲んで細胞内外の浸透圧差から身を守っている。この細胞壁にはペプチドと糖からなる**ペプチドグリカン**という物質があり，細胞壁主要構成物質となっている。ただし，マイコプラズマのように細胞壁を持たないものもある。

2.1.2　細菌の分類

グラム染色

細菌は顕微鏡で染色をして見る。**グラム染色**は 1884 年にスウエーデン人のクリスチャン・グラムにより開発された細菌染色法である。この染色法により，細菌を濃い青紫色（クリスタルバイオレッド）に染まるグラム陽性菌と，薄い赤色（サフラニン）に染まるグラム陰性菌に染め分けることができる。また，細菌の形状を丸い球菌と丸くない桿菌に分け，ほとんどの細菌はグラム陽性球菌，グラム陽性桿菌，グラム陰性球菌，グラム陰性桿菌に分けることができる。

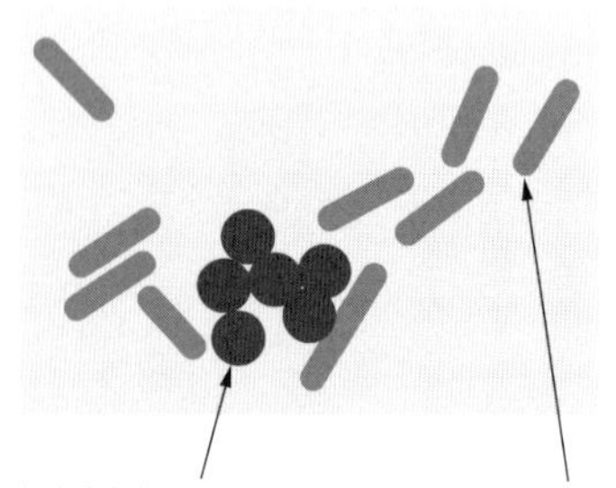

図 2.1　グラム染色

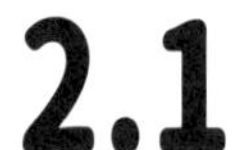

2.1.3 抗菌スペクトル

抗感染症薬に対する微生物の感受性は異なり，微生物に対する抗感染症薬の作用域を**抗菌スペクトル**という（表2.1）。抗菌スペクトルの広い薬ほど広範囲の種類の微生物に対し有効となる。しかし，抗感染症薬に対する微生物側の感受性は変化するため，耐性という問題が起こる。

表2.1 抗菌スペクトル

	グラム陽性菌						グラム陰性菌								抗酸菌	その他			
	球菌			桿菌			球菌												
	黄色ブドウ球菌	レンサ球菌	肺炎球菌	破傷風菌	ガス壊疽菌	炭疽菌	淋菌	髄膜炎菌	大腸菌	赤痢菌	サルモネラ	ペスト菌	コレラ菌	緑膿菌	結核菌	梅毒	マイコプラズマ	リケッチア	クラミジア
ペニシリンG	+	+	+	+	+	+	+	+								+			
セフメタゾン	+	+		+	+	+	+	+	+	+	+					+			
エリスロマイシン	+	+	+	+	+	+	+	+		+						+	+	+	+
ミノサイクリン	+	+	+	+	+	+	+	+	+	+	+	+		+		+	+	+	+
イソニアジド															+				
クラビット	+	+	+	+	+	+	+	+	+	+	+	+	+	+	+		+	+	+
+：感受性あり																			

※抗感染症薬の種類により細菌への感受性が異なる。

2.1.4 抵抗性（耐性）菌

抗感染症薬に感受性があった病原微生物が抵抗性を示すように変化することがある。このような細菌を**抵抗性（耐性）菌**という。たとえば，多くの抗菌薬に抵抗性を示すメチシリン耐性黄色ブドウ球菌（MRSA：Methicillin-resistant *Staphylococcus aureus*）は，院内感染を引き起こす原因となることはよく知られている。

一方，化学構造が類似した薬物で，ある薬物の抵抗性が他の類似薬に対しても抵抗性を示すことを**交差耐性**という。

2.1.5 菌交代症

抗感染症薬の連用により，治療対象となる病原微生物は体内から減少または消失するが，同時にその薬物に非感受性または抵抗性の病原微生物が異常に増殖し，別な感染症を引き起こすことがある。これを**菌交代症**という。

2.1.6 抗感染症薬の作用機序

抗感染症薬の作用機序は次の5つに分類される。

(1) 細胞壁合成阻害
(2) 細胞膜障害
(3) タンパク質合成阻害
(4) 核酸生合成阻害
(5) 代謝拮抗

◆参　考◆

最小発育阻止濃度（MIC：Minimum inhibitory concentration）と最小殺菌濃度（MBC：Minimum bacteriocidal concentration）

感染症に対し抗菌薬が選択されるが，原因菌の検出と薬物感受性検査は重要である。薬物の感受性検査で MIC が求められる。MIC とは，細菌などの病原体の増殖を防ぐのに必要な最小の薬物濃度をいう。MIC が小さいほど，その薬剤が細菌を抑える力が大きいということになる。一方，MBC は細菌を殺菌するために必要な最小の薬物濃度をいう。

一般に MBC が MIC より大きい値の場合，抗菌薬の濃度が MIC には達するが MBC に届かないということが起こる。すると細菌の増殖は抑えられるが殺菌はできず，このような薬は静菌的抗生物質に分類される（テトラサイクリン系，マクロライド系抗生物質など）。MBC と MIC に差があるとその薬に対する耐性菌が出現しやすい環境であることを意味するため注意が必要である。一方，MBC と MIC がほぼ等しい値の場合は，MIC に到達すれば細菌の発育阻止と同時に殺菌することができ，このような薬は殺菌的抗生物質に分類される（β ラクタム系，アミノグリコシド系抗生物質など）。

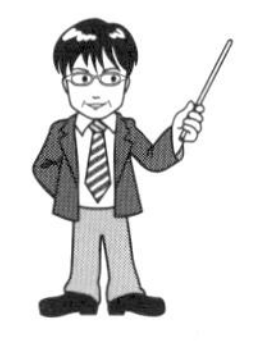

なお，抗菌スペクトルは MIC に基づいて決められている。

2.2 抗生物質

微生物によって産出され，微生物やその他の細胞（たとえば，悪性腫瘍）の発育を抑制する物質を**抗生物質**（Antibiotics）という。今日では天然の抗生物質に化学的修飾を加えた半合成の抗生物質が多い。1928年，アレクサンダー・フレミングによるペニシリンの発見は薬物による感染症治療を可能にした。

Antibioticsという言葉は，ストレプトマイシンを発見したセルマン・ワクスマン（米）により命名された。

2.2.1 ペニシリン系抗生物質

フレミングが発見したペニシリンから精製，抽出の探求後に**ベンジルペニシリン**（**ペニシリンG**）が開発されたが，その長期使用によりペニシリナーゼ産生菌（耐性菌）が出現した。この耐性菌に対し**メチシリン**が開発され，さらに抗菌スペクトルを拡大するために**広域ペニシリン**へと開発が進み，緑膿菌に対し強い抗菌作用を有するピペラシンなどがある（図2.2）。

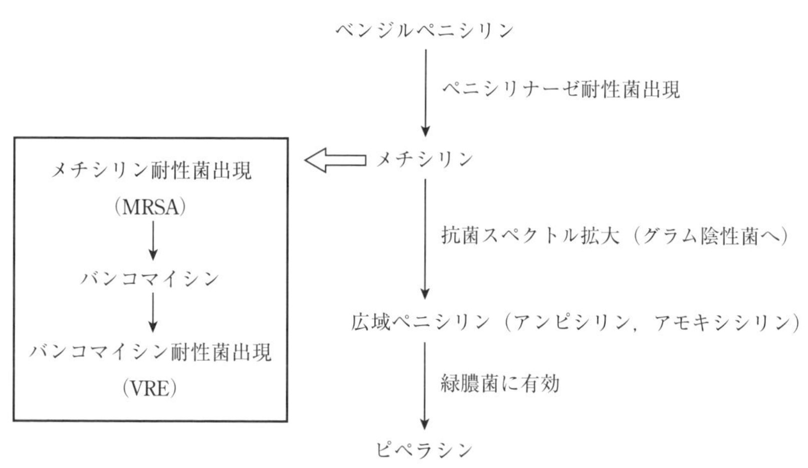

MRSA：メチシリン抵抗性黄色ブドウ球菌（Methicillin-resistant *Staphylococcus aureus*）
VRE：バンコマイシン耐性腸球菌（Vancomycin-resistant *Enterococcus*）

図2.2 ペニシリン系抗生物質の開発

(1) 薬

ベンジルペニシリン（ペニシリンG），アンピシリン（ビクシリン），アモキシシリン（サワシリン），ピペラシン（ペントシリン）などがある。

(2) 作用機序

ペニシリン系抗生物質は，細菌細胞壁の主成分である**ペプチドグリカン**の生合成を阻害する。これは，その生合成酵素ペプチドグリカントランスペプチダーゼの阻害による。

ペニシリン系抗生物質の構造は**β-ラクタム環**を有するが，耐性菌はβ-ラクタム環を開列するβ-ラクタマーゼ（ペニシリナーゼ）を産生し，不活性する（図2.3）。

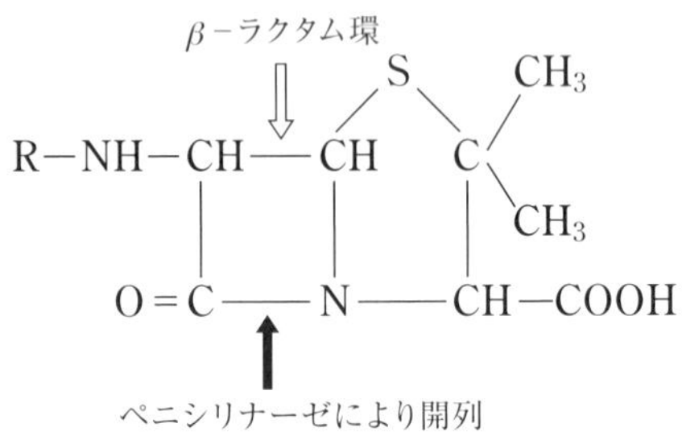

図2.3 ペニシリン系抗生物質の基本構造

(3) 副作用

ペニシリン系抗生物質の有害作用にはアレルギー，ショック症状（アナフィラキシー様反応），発疹，腎機能障害などがある。

2.2.2 セフェム系抗生物質

セファロスポリンCは，1948年ジュゼッペ・ブロツ（伊）により糸状菌のセファロスポリニウムの培養液から発見された抗生物質で，ペニシリン系と同様にβ-ラクタム環を持つ（図2.4）。弱いながらもβ-ラクタム環を開列する**ペニシリナーゼに抵抗性を持つ**ことで注目を集めた。

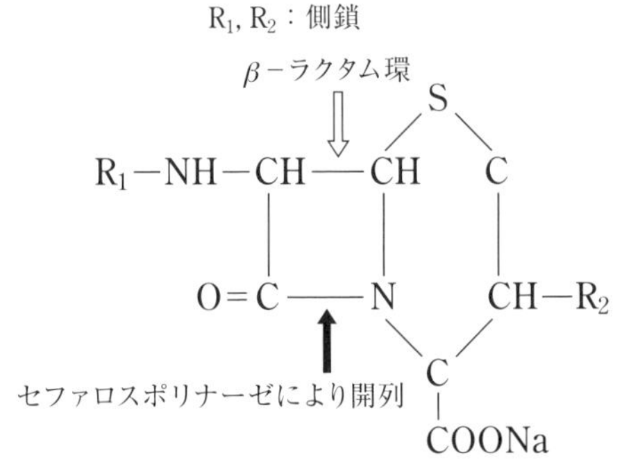

図2.4 セフェム系抗生物質の基本骨格

セフェム系はグラム陽性菌に強い第一世代に始まり，グラム陰性菌へと抗菌スペクトルを広げた第二世代，さらにグラム陰性桿菌への抗菌スペクトルを増強し，β-ラクタマーゼにも安定した第三世代，グラム陽性菌への抗菌スペクトルを増強した第四世代がある（図 2.5）。

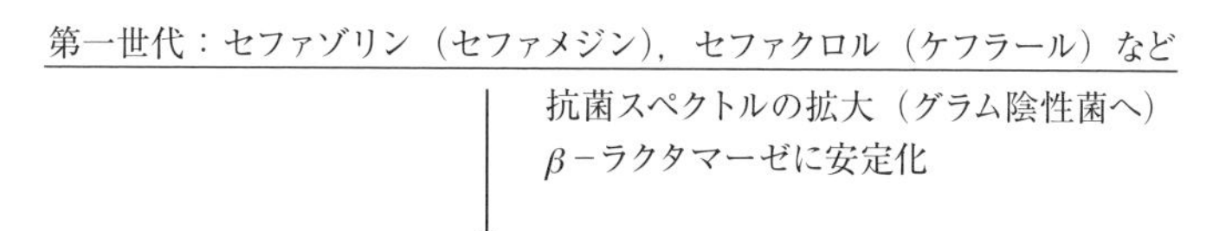

第二世代：セファチアム（パンスポリン），セフメタゾール（セフメタゾン）など

グラム陰性桿菌に増強（緑膿菌などにも有効）
β-ラクタマーゼにさらに安定化

第三世代：セファタキシム（セフォタックス），セフジニル（セフゾン）など

グラム陽性菌への抗菌スペクトル増強（黄色ブドウ球菌）

第四世代：セフェピム（マキシピーム），セフォゾプラン（ファーストシン）など

図 2.5　セフェム系抗生物質の開発

(1) 薬

セファゾリン（セファメジン），セフォチアム（パンスポリン），セフォタキシム（セフォタックス），セフェピム（マキシピーム）などがある。

(2) 作用機序

セフェム系類もペプチドグリカントランスペプチダーゼを阻害し，細胞壁構成成分であるペプチドグリカンの生合成を阻害する。一方，セフェム系抵抗性菌はセファロスポリナーゼを産出して β-ラクタム環を開列し，セフェム系を分解する。

(3) 副作用

セフェム系抗生物質の有害作用として，アレルギー，ショック症状，発疹，腎機能障害などがある。

2.2.3　モノバクタム・カルバペネム系抗生物質

モノバクタム系抗生物質は単環性の β-ラクタム環と側鎖のみで形成された化合物で，緑膿菌などのグラム陰性菌に有効で β-ラクタマーゼに安定である。しかし，近年，抵抗性菌も出現しつつある。

カルバペネム系抗生物質は β-ラクタマーゼ阻害作用を有するため，グラム陽性菌から陰性菌にわたる広い抗菌スペクトルを持ち，嫌気性菌にも強力な抗菌性を示す。

(1) 薬

モノバクタム系にはアズトレオナム（アザクタム），カルバペネム系にはイミペネム（チエナム），ペニペネム（カルベニン）がある。

(2) 作用機序

ペニシリン系，セフェム系抗生物質と同様，細胞壁ペプチドグリカンの生合成を阻害する。

(3) 副作用

ショック，急性腎不全，痙れん，意識障害，偽膜性大腸炎などが見られる。

2.2.4 アミノグリコシド系抗生物質

1943年に単離された**ストレプトマイシン**に代表される**アミノグリコシド系抗生物質**は，その構造にアミノ糖を含む配糖体を持つ（図2.6）。ストレプトマイシンは**抗結核薬**として用いられ，**ゲンタマイシン**はさらに抗菌スペクトルを拡大し，**緑膿菌**などのグラム陰性桿菌感染症に用いられる。

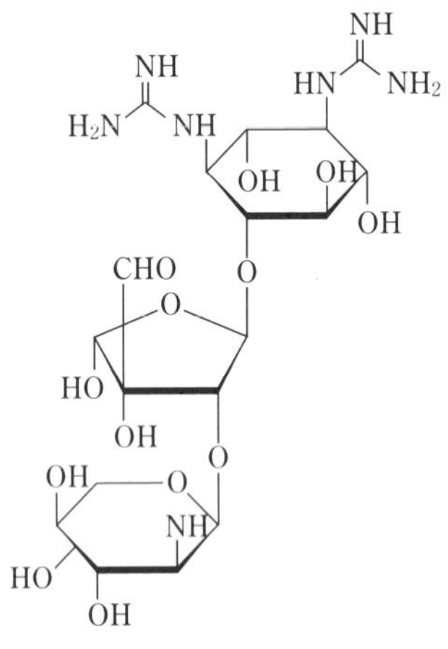

図2.6　アミノグリコシド構造式

また，抵抗性菌はアミノグリコシド類をアセチル化やリン酸化し不活性化する酵素を産出するため，不活性化酵素に抵抗性を持つアミカシン（アミカマイシン）が開発された。

(1) 薬

抗結核薬としてストレプトマイシン，カナマイシン，抗緑膿菌としてゲンタマイシン（ゲンタシン），トブラマイシン（トブラシン）などがある。

(2) 作用機序

細菌のリボソームに結合し，タンパク質の生合成を阻害する。

(3) 副作用

第 8 脳神経障害（難聴）と腎機能障害がある。

2.2.5 テトラサイクリン系抗生物質

1948 年に放線菌培養液から発見された四環構造を基本骨格とする（図 2.7）。**マイコプラズマ**や**リケッチア**，**クラミジア感染症**に対しては第一選択薬である。

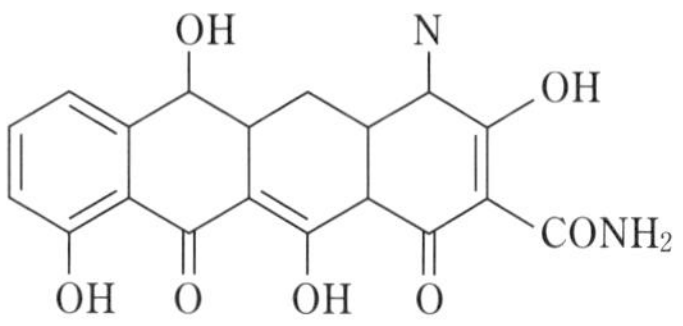

図 2.7 テトラサイクリン構造式

テトラサイクリン系抗生物質は，カルシウム，鉄，アルミニウムやマグネシウムとキレートを形成するので，これらの製剤との混合併用はできない。

(1) 薬

テトラサイクリン，ミノサイクリン（ミノマイシン）などがある。

(2) 作用機序

細菌のリボソームに結合し，タンパク質の生合成を阻害する。

(3) 副作用

胃腸障害や偽膜性腸炎が見られる。

2.2.6 マクロライド系抗生物質

放線菌の一種から単離された**マクロライド系抗生物質**は大きなラクトン環構造を持つ（図 2.8）。ラクトンとは環状のエステル（-OH 基と -COOH 基の脱水縮合）のことをいう。

1952 年に**エリスロマイシン**が生産され，**マイコプラズマ**やペニシリン抵抗性グラム陽性菌による**呼吸器感染症**の第一選択薬として用いられる。また，クラリスロマイシンはヘリコバクターピロリの除菌療法に使用される。

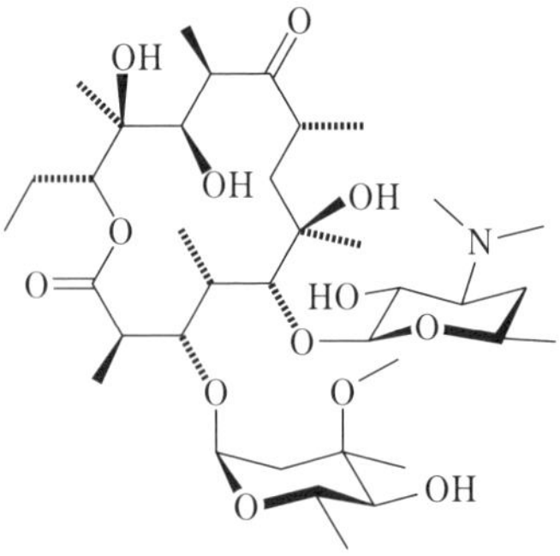

図 2.8　ラクトン環

(1) 薬

エリスロマイシン（エリスロシン），クラリスロマイシン（クラリス）などがある。

(2) 作用機序

細菌のリボソームに結合し，タンパク質の生合成を阻害する。

(3) 副作用

胃腸障害，偽膜性腸炎や肝障害がある。

2.2.7　クロラムフェニコール

クロラムフェニコールは1945年に放線菌から単離され，抗菌スペクトルの広い抗生物質であるが，造血機能障害が見られるため，今日では**腸チフス**や**パラチフス**などの**サルモネラ感染症**および**リケッチア感染症**に第一選択薬として用いられる。

(1) 薬

クロラムフェニコール（クロロマイセチン，クロマイ）がある。

(2) 作用機序

細菌のリボソームに結合してタンパク生合成を阻害することにより抗菌作用を示す。

(3) 副作用

再生不良性貧血，顆粒球減少症や血小板減少症などの造血機能障害がある。また，未熟児や新生児においては代謝，排泄系が未発達のため血中濃度が上昇し，急性末梢循環不全を起こす**灰白症候群**（**グレイ症候群**）を生じやすい。

2.2.8 ペプチド系抗生物質

ペプチド系抗生物質はグリコペプチド系抗生物質とポリペプチド系抗生物質に大別される。

(1) グリコペプチド系抗生物質

バンコマイシンは1956年に生成され，グラム陽性菌に対して抗菌活性を持ち，MRSA（メチシリン抵抗性黄色ブドウ球菌）感染症に用いられているが，抵抗菌（バンコマイシン耐性腸球菌：VRE）の出現が報告されている。

1）薬

バンコマイシンなどがある。

2）作用機序

細胞壁構成成分であるペプチドグリカンの生合成を阻害する。

3）副作用

腎機能障害がある。

(2) ポリペプチド系抗生物質

グラム陰性桿菌のなかで，特に緑膿菌に有効に作用する。

1）薬

ポリミキシンB（硫酸ポリミキシンB）などがある。

2）作用機序

細胞膜のリン脂質に結合し細胞膜透過性を高めることにより殺菌効果を発揮する（細胞膜障害）。

3）副作用

腎機能障害，神経毒性，難聴，ショックなどがある。

2.3 合成抗菌薬

1910年，エールリッヒ（独）と秦佐八郎（日本）は世界ではじめて合成の抗感染症薬を作成した。彼らはアニリン系色素から合成した有機ヒ素化合物であるサルバルサンを作成し，梅毒の特効薬となった。現在はヒ素の毒性，有害作用が強いため使用されていない。

2.3.1 スルホンアミド類（サルファ剤）

1935年ドイツの染料会社研究所所長であるドマックは，赤色合成色素プロントジルがレンサ球菌感染症に有効であることを示し，その後のサルファ剤（スルホンアミド基：$-SO_2NR_2$）を開発した。細菌はパラアミノ安息香酸（PABA：P-Aminobenzoic acid）を利用してDNA合成に必要な葉酸を生合成することができ，サルファ剤はPABAとよく似た構造で（図2.9），その代謝に拮抗し葉酸の生合成を阻害する。葉酸生合成の阻害は細菌の増殖を抑制する。サルファ剤は広い抗菌スペクトルを持つが，その適用は腎盂腎炎や膀胱炎などの尿路感染症，咽頭炎，扁桃炎や喉頭炎などの呼吸器感染症に限られる。

(1) 薬

スルファジメトキシン（アプシード）などがある。

(2) 作用機序

葉酸の生合成を阻害する（代謝拮抗）。

(3) 副作用

アレルギー，過敏反応，腎機能障害，血液障害，発疹，肝障害などがある。

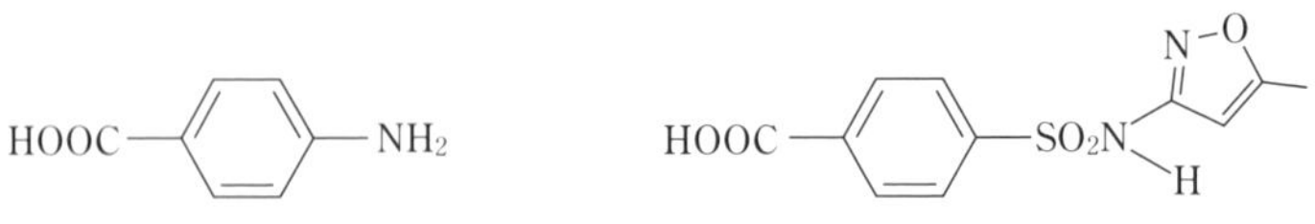

HOOC—⟨ベンゼン環⟩—NH_2

(a) パラアミノ安息香酸（PABA）

HOOC—⟨ベンゼン環⟩—SO_2N(H)—(5-メチルイソオキサゾール-3-イル)

(b) サルファ剤（スルファメトキサゾール）

図2.9　パラアミノ安息香酸とサルファ剤の構造

2.3.2 ピリドンカルボン酸類

キノロン系抗菌薬はピリドンカルボン酸を基本骨格とし，緑膿菌を含むグラム陰性菌に対し強い抗菌作用を持つ。今日では側鎖を改良した**ニューキノロン**系合成抗菌薬が広く使用されており，グラム陰性菌からグラム陽性菌まで幅広い抗菌スペクトルを有する。また，組織への移行性も良く，抵抗性菌が生じにくいなどの特徴を持ち，尿路感染症，胆道感染症や腸管感染症などに汎用されている。

(1) 薬

キノロン系抗菌薬はナリジクス酸（ウイントマイロン），ニューキノロン系抗菌薬にはレボフロキサシン（クラビット）やシプロキサシン（シプロキサン）などがある。

(2) 作用機序

細菌のDNAジャイレース（トポイソメラーゼ）を阻害してDNA複製を阻害し，増殖を阻む。

(3) 副作用

非ステロイド系抗炎症薬との併用により中枢神経症状（痙攣），消化器障害（悪心，嘔吐），過敏症状，ショック症状，血液障害や腎機能障害などがある。

図2.10　ピリドンカルボン酸構造式

2.3.3 抗結核薬

結核菌は細胞壁に**ミコール酸**（炭素数80ぐらいの**超高級脂肪酸**）を多量に含むため，色素の透過が悪く染色されにくいが，いったん染色されると酸によっても脱色されにくいことから，癩菌とともに抗酸菌と呼ばれる。

結核の治療は，**イソニアジド**（**INH**）と半合成抗生物質の**リファンピシン**，**エタンブトール**，**ピラジナミド**の4剤が併用される。また，症状により**ストレプトマイシン**（アミノグリコシド系抗生物質）が用いられる。抗結核薬の治療では，抵抗性菌や有害作用の発現を抑制し抗菌力を増強するために，複数の抗結核薬が併用される。

(1) 薬

イソニアジド（イスコチン），リファンピシン（リファジン），エタンブトール（エブトール），ピラジナミド（ピラマイド）などがある。

(2) 作用機序

イソニアジドは細菌の細胞壁ミコール酸の合成を阻害する。リファンピシンは結核菌のRNA合成酵素であるRNAポリメラーゼを阻害しRNA合成を阻害する。また，エタンブドールは核酸合成を阻害する。ピラジナミドは脂肪酸の合成阻害とされるが詳細は明らかではない。

(3) 副作用

リファピシンは肝機能障害，血液障害，胃腸障害があり，イソニアジドはビタミンB_6欠乏による末梢神経炎，エタンブトールは視神経障害，ピラジナミドは肝機能障害や間質性腎炎がある。

◆参　考◆

結核

3月24日は世界結核デーである。1882年にロベルト・コッホが結核菌の発見を発表した日にちなみ，1997年の世界保健機構・総会で制定された。日本では結核による死亡者数は戦後までは多かったが，その後，栄養や衛生状態の改善，化学療法の普及，健康診断，ツベルクリン反応検査，予防接種などの施策により，死亡者数は着実に減少してきた。しかし，1993年，世界保健機関は結核の非常事態宣言を発表，日本においてもこれまで減少を続けてきた新規発生結核患者数が1997年に増加に転じたことから，1999年，結核緊急事態宣言が出され，結核への注意の喚起と対策の見直しを講じ，2005年には改定結核予防法を施行した。現在，集団感染や院内感染などの対応が困難な集団生活の場での結核の発生や多剤耐性結核（イソニアジドとリファンピシンに耐性を示す結核菌）への対応が急がれる。2015年に国連で採択された地球規模課題への取組みに向けて，「持続可能な開発目標（SDGs）」のなかで「2030年までに結核の世界的流行を終息する」という目標が掲げられた。

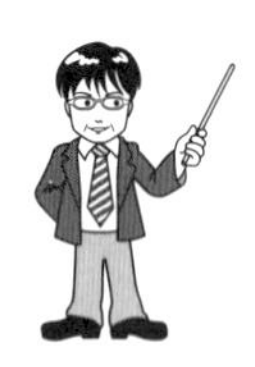

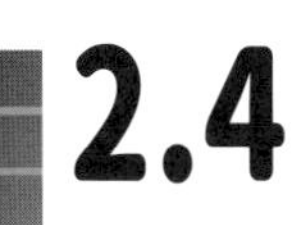

2.4 抗真菌薬

真菌は細菌などの原核生物と異なり真核生物（細胞核があり，染色体が核膜内にある）に属するため，細胞機構の基本が高等生物に近く，このことは真菌感染症の治療薬において，その作用選択性が低くなる（有害作用が生じやすい）。

真菌症は主に表皮，爪，毛髪などの表在性（皮膚）真菌症と，消化管などが感染部位となる深在性（内臓）真菌症があり，カンジダ症，アスペルギルス症やクリプトコックス症などと呼ばれる。

2.4.1　ポリエン系抗生物質

アムホテリシンBはポリエンマクロライド系抗生物質で，深在性真菌症に用いられる。**ポリエン**とは分子内に多数の二重結合を持つ炭化水素のことをいう。

(1) 薬

アムホテリシンB（ファンギゾン）などがある。

(2) 作用機序

真菌の細胞膜ステロール（エルゴステロール）と結合することにより**細胞膜透過性障害**を引き起こす（細胞膜障害）。

(3) 副作用

腎機能障害がある。

2.4.2　アゾール系抗真薬

表在性および深在性真菌症に用いられる**イミダゾール**系抗真菌薬と，深在性真菌症に用いられる**トリアゾール**系抗真菌薬がある。アゾールとは窒素（N）を含む5員環をいう（図2.11）。

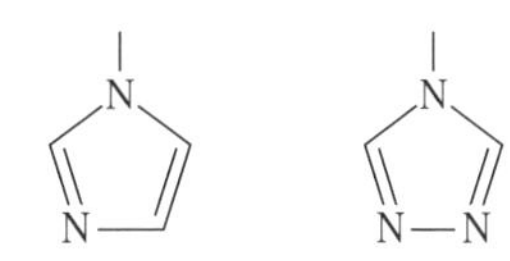

図2.11　アゾール類

(1) 薬

イミダゾール系ではミコナゾール（フロリード）など，トリアゾール系はフルコナゾール（ジフルカン）などがある。

(2) 作用機序

イミダゾール系では細胞膜の透過性障害により，トリアゾール系では細胞膜成分のエルゴステロールの生合成阻害により抗真菌作用を示す。

(3) 副作用

腎機能障害，ショック・アレルギー，湿疹などがある。

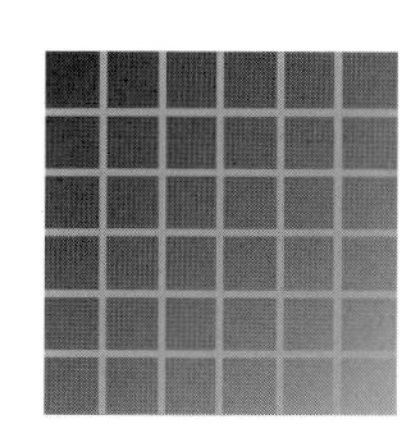

2.5 抗ウィルス薬

ウィルスは細菌とは違い，増殖のための代謝系を持たず**宿主細胞に依存**しているため，抗ウィルス薬は少なからず宿主細胞にも影響を与えることになり，ウィルスに対し選択的に作用することは難しい。したがって，ウィルスの細胞への吸着，侵入，増殖，細胞からの遊離のどこかの機序を抑えなければならない。

2.5.1 抗ヘルペスウィルス薬

一般に抗ウィルス薬は有害作用が強いが，アシクロビル（ゾビラックス）はプロドラッグであるので，ウィルス感染細胞内で代謝されたのちに活性化される作用選択性の高い薬のため，宿主に対する作用は弱い。

(1) 薬

アシクロビル（ゾビラックス），ガンシクロビル（デノシン）などがある。

(2) 作用機序

アシクロビルはヘルペスウィルスのDNAポリメラーゼを阻害しDNAを生合成阻害する。ガンシクロビルはサイトメガルウィルスのDNAポリメラーゼを阻害しDNAを生合成阻害する。

(3) 副作用

アシクロビルでは有害作用は少ないが，悪心・嘔吐などの消化器症状，アナフィラキシーショック，腎機能障害などがあり，ガンシクロビルでは好中球減少，血小板減少などの骨髄抑制がある。

2.5.2 抗HIVウィルス薬

HIV（ヒト免疫不全ウィルス）の増殖により免疫不全が起こり後天性免疫不全症候群（AIDS）に陥る。多くの場合，日和見感染に罹患（りかん）する。

(1) 薬

ジドブジン（(AZT：アジドチミジン)，レトロビル）などがある。

(2) 作用機序

ジドブジン（AZT）はHIVウィルスの逆転写酵素（RNA依存性DNAポリメラーゼ）を阻害する。

(3) 副作用

骨髄抑制による血球減少がある。

2.5.3 抗インフルエンザウィルス薬

オセルタミビルとザナミビルは，インフルエンザウィルスA型，B型に対し増殖を抑える。ただし，発症後2日（48時間）以内でないとその効果は期待できない。

インフルエンザウィルスには表面上にヘマグルチニン（H）という抗原性糖蛋白質が存在する。Hのサブタイプは1～16あり，H1～H3はヒトインフルエンザウィルスである。また，ノイラミニダーゼ（N）は宿主細胞で複製されたインフルエンザウィルスの宿主細胞からの遊離を促進する。現在N1～N9まである。これらのうちヒトのインフルエンザ流行の原因になるのは，H1N1，H1N2，H2N2，H3N2の4種類である。高病原性トリインフルエンザウィルスはH5N1である。

(1) 薬

オセルタミビル（タミフル），ザナミビル（リレンザ）などがある。

(2) 作用機序

インフルエンザウィルスA型，B型に対しノイラミニダーゼを選択的に阻害する。

(3) 副作用

オセルタミビルはプロドラッグであるが，悪心・嘔吐の胃腸障害やアナフィラキシーショックなどがある。ザナミビルは吸入薬であり，アナフィラキシーショックや気管支攣縮，呼吸困難などがある。

◆参　考◆

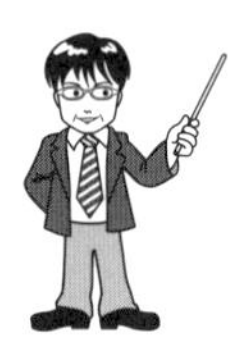

インフルエンザウィルスは体内に侵入後8時間経つと10^2倍となり，さらに8時間後には$10^2 \times 10^2$倍というスピードで増殖するといわれている。侵入して2日（48時間）後には10^{12}倍（1兆倍）という計算になる。

2.5.4 抗肝炎ウィルス薬

抗肝炎ウィルス薬ではインターフェロン（IFN）α，βはB型，C型慢性活動性肝炎に使用される。核酸類似体のラミブジンはB型肝炎ウィルスの増殖を抑える。C型肝炎ウィルスの治療ではインターフェロン治療薬とインターフェロンフリー治療薬があり，インターフェロン治療薬にはインターフェロンの単独投与あるいはペグインターフェロン（PEG-IFN）と核酸類似体のリバビリンとの併用療法が行われる。一方，インターフェロンフリー治療薬としてダクラタスビルのような直接作用型抗ウィルス薬（DAAs：Direct acting antivirals）による経口薬だけの治療となる。

(1) 薬

インターフェロンα（スミフェロン），インターフェロンβ（フエロン），ラミブジン（ゼフィックス），リバビリン（レベトール），ダクラタスビル（ダクルインザ）などがある。

(2) 作用機序

ラミブジンは逆転写酵素を阻害することによりB型肝炎ウィルスの増殖を抑える。リバビリンはヌクレオチド類似物質でRNA合成を阻害し，C型肝炎ウィルスの増殖を抑える。ダクラタスビルはRNAやタンパク質合成を行う複製複合体を阻害し，C型肝炎ウィルスの増殖を抑える。

(3) 副作用

ラミブジン，リバビリンともに骨髄抑制による血球減少が見られる。ダクラタスビルは肝機能障害，頭痛，発疹などが見られる。

表2.2 抗ウィルス薬

薬	対象となるウィルス
アシクロビル（ゾビラックス） ガンシクロビル（デノシン）	単純ヘルペスウィルス サイトメガルウィルス
ジドブジン（レトロビル）	ヒト免疫不全ウィルス（HIV）
オセルタミビル（タミフル） ザナミビル（リレンザ）	インスルエンザウィルス （インフルエンザA型，B型）
インターフェロンとの併用 　ラミブジン（ゼフィックス） 　リバビリン（レベトール）	B型肝炎ウィルス C型肝炎ウィルス
インターフェロンフリー 　ダクラタスビル（ダクルインザ） 　アスナプレビル（スンベプラ）との併用	C型肝炎ウィルス

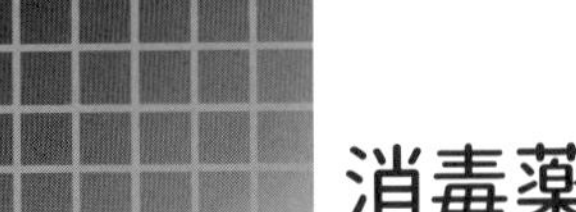

2.6 消毒薬

消毒薬は局所に投与して病原微生物を死滅あるいはその発育阻止することにより増殖を抑える。その作用は非選択的であり全身に投与されることはない。消毒薬は生体の手指・皮膚，創傷や粘膜の消毒，また物品では器具，食器，室内，汚物などの広い範囲で用いられる。

消毒薬にもっとも抵抗性を示すのは**芽胞**を形成する細菌で，結核菌，ウィルス，真菌と続き，一般細菌は消毒薬への抵抗性は低い。芽胞菌にはバシラス属のグラム陽性桿菌である枯草菌，炭疽菌，セレウス菌などがあり，また，クロストリジウム属の破傷風菌，ボツリヌス菌などがある。

消毒薬は抗微生物スペクトルにより，高水準，中水準，低水準に分類される。高水準は一定条件下であらゆる微生物を死滅することができ，耐性を生じない。中水準は芽胞に効果がないか効果が得られにくく，耐性を生じない。低水準は一般細菌には効果があるが，芽胞，結核，真菌，ウィルスに効果がないか得られにくく，耐性も生じやすい。

表 2.3　消毒薬水準と微生物への効果

水準	消毒薬	芽胞	結核菌	ウィルス	真菌	一般細菌
高水準	グルタラール，過酢酸	○	○	○	○	○
中水準	ポピドンヨード	△	○	○	○	○
	エタノール	×	○	○	○	○
	次亜塩素酸ナトリウム	△	×	○	○	○
	クレゾール	×	○	×	△	○
低水準	ベンザルコニウム塩化物	×	×	×	△	○
	クロルヘキシジングルコン酸塩	×	×	×	×	○
その他	オキシドール	×	×	×	△	○

○：効果あり，△：効果が得られにくい，×：効果なし

2.6.1 アルデヒド類，過酢酸

高水準の消毒液で，医療器具，衣類や家屋の消毒に用いられる。アルデヒド類は刺激性が強いため**皮膚や粘膜には使用できず，**アルデヒド類，過酢酸ともに**人体への使用は不可**である。

(1) 薬

アルデヒド類ではグルタラール（ステリハイド 2%）やホルマリン

（ホルムアルデヒド水溶液1～5%），過酢酸（アセサイド）などがある。

(2) 作用機序

微生物のタンパク質のアミノ基に結合して，その変性により殺菌作用を現す。

(3) 効果

ほとんどの微生物に有効である。

2.6.2 ヨウ素類

イソジンはヨウ素をポリビニルピロリドン（PVP）に結合させた水溶性で，皮膚表面の創傷や手術部位の消毒に用いられる。

(1) 薬

ポビドンヨード（イソジン）などがある。通常，ポビドンヨードは10%溶液で使用する。

(2) 作用機序

ハロゲン元素であるヨウ素の強い酸化作用により，細胞内でタンパク質を変性させ殺菌作用を現す。

(3) 効果

芽胞には効果が弱いものの，他の微生物には強い殺菌効果がある。

2.6.3 アルコール類

高級アルコール（炭素数が増える）ほど殺菌作用は強くなるが，水に対する溶解度が低くなるため，低級アルコールが用いられている。主に皮膚および手指の消毒，器具の消毒に用いられるが，**傷，粘膜の消毒には適さない**。

(1) 薬

エタノール（消毒用エタノール80%），イソプロパノール（イソプロピルアルコール70%）などがある。

(2) 作用機序

細胞内でタンパク質を変性させることにより殺菌作用を現す。

(3) 効果

芽胞には効果はない。

2.6.4 塩素酸類

ほとんどの微生物には有効だが，主に汚染環境，衣類やその他の器具の消毒に用いられる。

(1) 薬

次亜塩素酸ナトリウム（テキサント，ミルトン，ピューラックス）などがある。

(2) 作用機序

次亜塩素酸ナトリウム（NaClO）は次亜塩素酸イオン（ClO^-）を生成し，強い酸化作用により殺菌作用と漂白作用を現す。

(3) 効果

芽胞には効果が弱く，結核菌にはほとんど効果を示さない（ただし，高濃度で長時間浸せば殺菌可能）。

2.6.5 フェノール類

フェノールおよびクレゾール石けんは手指，器具や汚物の消毒に用いられ，特有の臭気を持つ。現在は水質汚濁法，下水道法により排水規則が定められていることから，結核菌など必要な消毒の場合のみに限られる。

(1) 薬

フェノール，クレゾール石ケンなどがある。

(2) 作用機序

細菌内のタンパク質を変性させることにより殺菌効果を現す。

(3) 効果

芽胞やウィルスに対しては効果がない。

2.6.6 第４級アンモニウム塩類

第４級アンモニウム塩は陽イオン界面活性剤である。通常の石鹸は陰イオンが界面活性作用を示すが，陽イオンが殺菌作用を現すことから逆性石鹸とも呼ばれる。手指の消毒に適するが，通常の石鹸との併用は効力を低下させる。

(1) 薬

ベンザルコニウム塩化物（オスバン，ウエルパス），塩化ベンゼトニウム（ハイアミン）などがある。

(2) 作用機序

陽電荷の第4級アンモニウムカチオンが菌表面に吸着し，タンパク質を変性させることにより殺菌作用を現す。

(3) 効果

一般細菌には効果を示すが，芽胞，結核菌，ウィルスには効果がない。

2.6.7 ビグアナイド類

広く手指消毒や皮膚の創傷部には使用できるが，**粘膜（膀胱，口腔など）や粘膜創傷部には使用できない**。アナフィラキシーショックが見られる場合がある。

(1) 薬

クロルヘキシジングルコン酸塩（ヒビテン）などがある。

(2) 作用機序

細菌の細胞膜障害と酵素タンパクに吸着して作用を阻害する。

(3) 効果

一般細菌には効果があるが，芽胞，結核菌，ウィルス，真菌には効果がない。

2.6.8 過酸化物類

消毒薬の水準分類ではその他に分類される。オキシドールは創傷の消毒に用いられる。生体に存在するカタラーゼにより，$H_2O_2 \rightarrow H_2O + O_2$ の反応が促進され多量の O_2 が発生する。

(1) 薬

オキシドール（過酸化水素水 2.5～3.5%）などがある。

(2) 作用機序

酸化作用により殺菌作用を現す。

(3) 効果

一般細菌以外は効果がないか得られにくい。

課　題

1. 抗感染症薬の作用機序を述べなさい。

2. 菌交代症，日和見感染とは何か。簡単に説明しなさい。

3. 抗生物質を分類し，その有害作用についてまとめなさい。

4. 抗結核薬とその有害作用をまとめなさい。

5. 各種消毒薬を水準で分類し，それぞれ効果がない微生物をまとめなさい。

確認問題

1. （　　　）とは，各種の病原微生物に対する抗感染症薬の有効な適応菌種の範囲を示したものである。

2. 薬物の抵抗性が他の類似薬に対しても抵抗性を示すことを（　　　）という。

3. ペニシリン系，セファロスポリン系抗生物質は，その構造に（　　　）環を有する。

4. ストレプトマイシン，カナマイシンは（　　　）系抗生物質で，結核菌に有効である。

5. マイコプラズマ肺炎には第一種選択薬として（　　　）があげられる。

6. クラミジアに対しては，第一種選択薬として（　　　）系抗生物質であるミノサイクリン，ドキシサイクリンがあげられる。

7. ニューキノロン系薬は，その有害作用として非ステロイド性抗炎症薬と併用すると（　　　）が誘発されることがある。

8. 結核には，（　①　），（　②　），ピラジナミド，エタンブトールなど4剤による化学療法が行われる。

9. オセルタミビルやザナミビルは，インフルエンザウィルス（　　　）型に対しノイラミニダーゼを阻害し効果を発揮する。発症後2日以内でないと効果は期待できない。

10. 消毒液である（　　　）はほとんどの微生物に対し有効であるが，人体には使用できない。

第3章
中枢神経系作用薬

中枢神経系は，大脳，間脳（視床，視床下部），脳幹（中脳，橋，延髄），小脳，脊髄に分けられる。中枢神経系に作用する薬物には機能を興奮させる薬物は少なく，抑制に働くものが多い。抑制薬は用量に応じて，鎮静 → 催眠 → 麻酔となり，さらに用量が多くなると昏睡，呼吸抑制，循環抑制をもたらす。

学習目的

中枢神経系に作用する薬の分類を学び，その基本的な治療薬，作用機序，副作用について学ぶ。

学習内容

1．全身麻酔薬
2．向精神薬
　1）睡眠薬
　2）抗不安薬（マイナートランキライザー）
　3）抗精神病薬（メジャートランキライザー）
　4）抗うつ薬
3．抗パーキンソン病薬，抗てんかん薬
4．麻薬性鎮痛薬

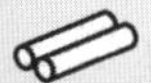
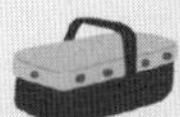

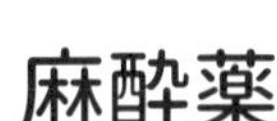

3.1 麻酔薬

麻酔薬は手術時の鎮痛，意識消失，筋弛緩，自律神経反射の抑制をするために用いられる。

3.1.1 全身麻酔薬

全身麻酔薬は中枢神経系に作用し可逆的に意識を喪失させ，知覚を消失し，生体の各種反射を消失させ，筋弛緩をもたらし，外科手術を可能な状態にする薬物である。

全身麻酔薬の作用順序

大脳 → 小脳 → 脊髄 → 延髄（不規則性下行麻痺）

1. 意識の消失，2. 知覚の消失，3. 運動抑制，4. 反射機能の抑制，5. 筋弛緩

麻薬性鎮痛薬の作用順序

大脳 → 小脳 → 延髄（呼吸麻痺が先に起こる）→ 脊髄

モルヒネなどの麻薬性鎮痛薬は全身麻酔薬としては用いられない。

3.1.2 全身麻酔薬の種類

全身麻酔薬には**吸入麻酔薬**と**注射用麻酔薬**がある。吸入麻酔薬にはガス麻酔薬と液体（揮発性）麻酔薬がある。吸入麻酔薬は麻酔の状態を調節することが比較的容易であるが，注射用麻酔薬では作用発現は速やかだが，一度投与したものを調節することはできず，麻酔維持は難しい。

(1) 吸入麻酔薬（調節が容易）

1846 年，William T. G. Morton がエーテルの公開実験に成功して以来，エーテル（ジエチルエーテル：$C_2H_5OC_2H_5$）は吸入麻酔薬として使用されてきたが，引火性の危険があり，気道刺激により分泌量が多いことから，今日では全身麻酔薬としては使用されない。

1) 亜酸化窒素

亜酸化窒素（N_2O）は笑気とも呼ばれ，無色・無臭の気体ガスで引火性はない。鎮痛作用は強いが単独で十分な麻酔作用は得られず，筋弛緩作用はない。ただし，100％亜酸化窒素を用いると酸素欠乏となるため，通常，**亜酸化窒素**と**酸素**の混合ガスを使用する（亜酸化窒素 50～70％で使用）。

副作用は**酸素欠乏**であるが，酸素との混合比を上げていくと麻酔作用が減じていく。

2）ハロタン

ハロゲン化物であるハロタンは最初に導入された揮発性吸入麻酔薬である。麻酔導入と回復は速やかだが，副作用として肝障害と循環器系への抑制による血圧低下を引き起こす。今日では使用されていない。

3）イソフルラン，セボフルラン，デスフルラン

現在，広く使用される吸入麻酔薬はイソフルラン，セボフルラン，デスフルランである。これらの揮発性薬は速やかな麻酔導入と回復をもたらし，筋弛緩作用も示す。

副作用は比較的少ないが，呼吸抑制，血圧低下が見られる。

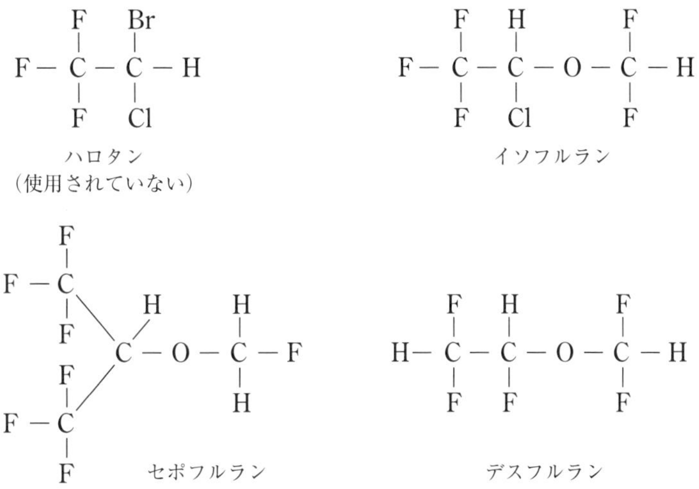

```
     F   Br
     |   |
  F— C — C — H
     |   |
     F   Cl
```

ハロタン
（使用されていない）

```
     F   H       F
     |   |       |
  F— C — C — O — C — H
     |   |       |
     F   Cl      F
```

イソフルラン

```
      F
      |
  F — C
      | \     H       H
      F  \   /        |
          C — O — C — F
      F  /            |
      | /             H
  F — C
      |
      F
```

セボフルラン

```
     F   H       F
     |   |       |
  H— C — C — O — C — H
     |   |       |
     F   F       F
```

デスフルラン

図 3.1　吸入麻酔薬の構造式

(2) 注射用麻酔薬

静脈内注射だけで容易に全身麻酔状態を得ることができるが，いったん投与すると麻酔の調節が困難なため，呼吸抑制や血圧低下に注意を要する。

1）プロポフォール

現在，注射用麻酔薬として広く使用されているのが白い懸濁液のプロポフォール（デュプリバン）である。導入，覚醒がきわめて早いため，比較的麻酔深度の調節が容易である。

2）バルビツール酸誘導体

睡眠導入薬であるバルビツール酸誘導体では，麻酔の速やかな導入から超短時間作用型のチオペンタールナトリウム（ラボナール），チアミラール（イソゾール，チトゾール）がある。

3）ベンゾジアゼピン誘導体

ベンゾジアゼピン誘導体にはミダゾラム（ドルミカム），また，解離性麻酔薬としてケタミン（ケタラール）がある（**大脳辺縁系**に抑制的に作用する）。バルビツール酸系薬に比べ強い鎮静作用を有し，血圧低下，呼吸抑制は少ないなどの長所を持つ。

(3) 麻酔前投与

手術時には患者の精神的緊張も高まっているので，抗不安薬をあらかじめ投与しておくと麻酔導入をする際に有効となる。モルヒネのような**麻薬性鎮痛剤**またはジアゼパムのような**抗不安薬**と，気道分泌を抑制するためにアトロピンのような**コリン遮断薬**（抗コリン薬）を手術前に投与する。

◆参　考◆

1）神経遮断性鎮痛法（NLA：Neurolept analgesia）

麻薬性鎮痛薬のフェンタニールと抗精神病薬のドロペリドールを併用し，意識はあるが鎮静と鎮痛状態を得ることができる麻酔法をいう。

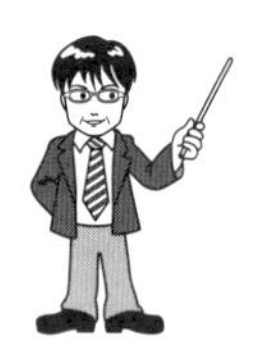

2）悪性高熱症

揮発性吸入麻酔薬と筋弛緩薬スキサメトニウムとの併用で，まれに悪性高熱症が誘発される。筋小胞体からのCa放出の亢進が原因で，小胞体からのCa放出を抑制する筋弛緩薬のダントロレンが使用される。

3.2 向精神薬

睡眠薬，抗不安薬，抗精神病薬，抗うつ薬など，精神機能に作用を及ぼす薬物を**向精神薬**といい，神経症，気分障害，統合失調症などに用いられる。

神経症は以前にはノイローゼとも呼ばれたが，今日では神経性障害，ストレス関連障害および身体表現性障害に分類される。主症状により全般性不安障害（漫然とした不安やイライラが持続する）やパニック障害，恐怖症性不安障害（広場，閉所，人などの特定の対象に対して強い不安と恐怖感を感じる），強迫性障害，解離性障害（ヒステリー），身体表現性障害（器質的に異常がないのに身体症状が出現する），適応障害などがあり，抗不安薬が用いられる。

気分障害には，うつだけを周期的に繰り返すうつ病（大うつ病性障害，単極性うつ病）と両相が現れる双極性障害があり，抗うつ薬が用いられる。

統合失調症は，初期には頭重感，倦怠（けんたい）感，睡眠障害などの身体的愁訴（しゅうそ）があり，その後幻覚妄想などの陽性症状が出現し，症状が落ち着いてきたのちに意欲低下や無関心などの陰性症状が現れる。陽性症状に対し抗精神病薬が用いられる。

3.2.1　鎮静・睡眠薬

以前はバルビツール酸系薬が多かったが，有害作用が強いためベンゾジアゼピン系薬が汎用されるようになった。これらの薬は少量では**鎮静**作用を，中等量以上の用量では**催眠**作用を示し，多量では麻酔効果が出現し，過量投与により昏睡，呼吸抑制により死に至ることがある。

(1) ベンゾジアゼピン誘導体

ベンゾジアゼピン誘導体はベンゼン環とジアゼピン環が結合した構造で，催眠作用，抗不安作用，抗痙攣作用がある。睡眠作用では**REM睡眠時間には影響が少なく**，この点が従来の催眠薬に使われてきたバルツール酸誘導体と大きく異なる。ほかに，ベンゾジアゼピン系催眠薬が多く使用されるのは，肝ミクロソーム薬物代謝系酵素の誘導による酵素活性の増加を起こさない。また，薬物依存が生じにくいことなどによる。

ベンゼン環（左）＋ジアゼピン環（右）

図 3.2　ベンゾジアゼピン系の基本骨格

1）作用機序

脳内にはベンゾジアゼピン誘導体が結合する特異的な部位があり，この部位を**ベンゾジアゼピン受容体**と呼ぶ。ベンゾジアゼピン受容体は**γ-アミノ酪酸**（GABA：γ-Aminobutyric acid）受容体にあり，脳内の代表的な抑制性神経伝達物質である GABA と Cl^- チャネルと複合体を形成している。ベンゾジアゼピン誘導体がその受容体に結合すると GABA 受容体が活性化され，Cl^- チャネルが開口し Cl^- の細胞内流入を促進する。この結果，細胞内膜電位が低下し，神経伝達が抑制される。

ベンゾジアゼピン誘導体がベンゾジアゼピン受容体に作用することで，GABA 受容体の作用を増強し，強い中枢抑制効果を引き起こす。

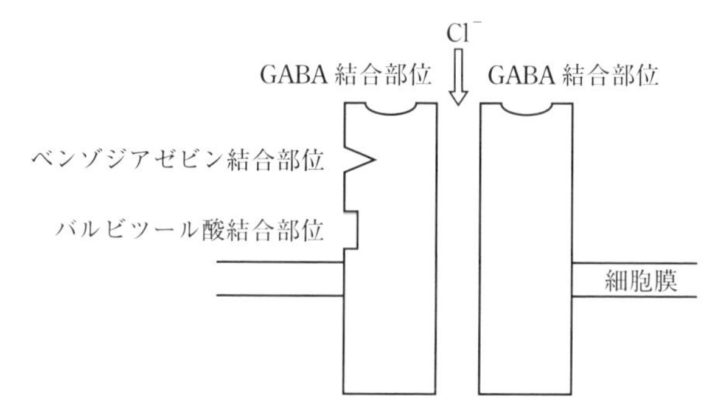

Cl^- の流入により細胞内電位の低下

図 3.3　GABA 受容体の構造

2）副作用

ベンゾジアゼピン系睡眠薬は安全域の広い薬であり，その有害作用は低い。一般には眠気，ふらつき，脱力感または逆行性健忘などがある。また，大量かつ長期にわたりベンゾジアゼン系催眠薬を投与すると，身体的依存や耐性が起こり，投与中止後に禁断症状が発現することがある。

また，バルビツール酸誘導体などと交差耐性を引き起こすこともあり，アルコールやバルビツール酸誘導体などの睡眠薬と併用すると，中枢神経抑制作用が増強される。

(2) バルビツール酸誘導体

バルビツール酸誘導体は以前には汎用されていた鎮静・催眠薬である。しかし，薬物への依存が強く，急性中毒として呼吸抑制を起こしやすい（安全域が狭い）などの欠点があるため，現在は一部の薬物を除きあまり使用されていない。

催眠作用ではREM睡眠を短縮するため，ベンゾジアゼピン系催眠薬に比べ覚醒後の爽快感は少ない。また，抗痙攣作用では長時間作用型のフェノバルビタールが用いられる。

図 3.4　バルビツール酸系の基本骨格

1) 作用機序

バルビツール酸誘導体も脳内のGABA受容体上にベンゾジアゼピン誘導体とは異なる結合部位を持ち，その部位に結合してGABA受容体の作用を増強する。バルビツール酸誘導体の薬理作用は中枢神経系の抑制であり，特に脳幹網様体の覚醒機能を抑制する。

2) 副作用

バルビツール酸誘導体の有害作用には頭痛，めまい，脱力感，胃腸症状などがある。長期投与により肝臓の薬物代謝系酵素の活性が高まるため，他の薬物の血中半減期が短縮する薬物相互作用が見られる。また，**耐性**と**身体的依存**を生じ，急に投薬を中止すると禁断症状が出現する。

過量を服用した際に見られる急性中毒では，意識消失，血圧低下，体温降下，反射消失ののち，**呼吸抑制**が起こり死亡する場合がある。

3.2.2　睡眠

(1) 睡眠パターン

睡眠は脳波パターンにより，**速波睡眠（レム（REM）睡眠）**と**徐波睡眠（ノンレム（non-REM）睡眠）**に分類される。REMとはRapid eye movementの略で，睡眠中に速い眼球運動，筋緊張消失，脳血流増加，瞳孔散大，自律神経機能の変化があり，夢を見るとされている。

正常な睡眠パターンは，徐波睡眠 I 期（入眠期）→ II 期（浅眠期）→ III 期（中等度睡眠期）→ IV 期（深眠期）（徐波睡眠60〜70分）→ REM睡眠（20分）を繰り返す（90分サイクル）。

(2) 不眠の型と睡眠薬

バルビツール酸誘導体は催眠作用においてREM睡眠を短縮するため，覚醒後の爽快感は少ない。一方，ベンゾジアゼピン誘導体ではREM睡眠時間には影響が少なく，覚醒後の爽快感はバルビツール酸誘導体に比べて良い。近年，睡眠薬にはベンゾジアゼピン誘導体が使用されている。

1) 入眠障害

寝つきは悪いが，入眠後は朝まで眠ることができる。この型では速効性の超短時間型催眠薬か短時間型催眠薬を使用する。

超短時間型：トリアゾラム（ハルシオン）

短時間型：ブロチゾラム（レンドルミン）

2) 熟眠障害（中途覚醒，早朝覚醒）

高齢者などに多く見られる睡眠障害で，夜間何度も覚醒し，あるいは早朝に目が覚め，その後寝られないという型の睡眠障害。中間型，長時間型催眠薬を使用する。

中間型：エスタゾラム（ユーロジン），ニトラゼパム（ベンザリン）

長時間型：フルラゼパム（ダルメート），ジアゼパム（セルシン，ホリゾン）

(3) 副作用

ベンゾジアゼピン誘導体は比較的安全な薬であるが，中枢神経系の抑制による眠気，運動失調や健忘がある。長期投与により耐性，習慣性がある。

3.2.3 抗不安薬

心理的原因により心身の症状が引き起こされた状態をいい，全般性不安障害，パニック障害，恐怖症性不安障害，強迫性障害，解離性障害，適応障害などがある。

抗不安薬は**マイナートランキライザー**ともいわれ，不安・緊張感・焦燥・恐怖などの情動障害を除くために用いる薬であり，今日ではベンゾジアゼピン誘導体薬（短時間型，中間型，長時間型）とセロトニン5-HT_{1A}受容体作用薬が使用されている。

ベンゾジアゼピン誘導体薬は抗不安薬や睡眠薬に使用されるが，抗不安効果が強いものが抗不安薬として，睡眠効果が強いものが睡眠薬として用いられる。

(1) 薬

① ベンゾジアゼピン誘導体

短時間型：エチゾラム（デパス），クロチアゼパム（リーゼ）

中間型：ブロマゼパム（レキソタン），ロラゼパム（ワイパックス）
長時間型：クロルジアゼポキシド（コントール），ジアゼパム（セルシン，ホリゾン）

② セロトニン 5-HT_{1A} 受容体作用薬：ダンドスピロン（セディール）

（2）副作用

ベンゾジアゼピン誘導体の有害作用は睡眠薬と同様であるが，ダンドスピロンは睡眠，筋弛緩，健忘が少なく，また，耐性や依存性も少ない。

3.2.4 抗精神病薬

統合失調症は妄想や幻聴を主とする幻覚，精神運動興奮などの陽性症状と，無為（むい）や自閉などの陰性症状などが主症状となる。その病因については不明の点が多いが，現在では中脳–大脳辺縁系にあるドパミン神経系の過剰活動が関連しているとされる。

抗精神病薬は**メジャートランキライザー**ともいわれ，大脳皮質，大脳辺縁系のドパミン受容体遮断作用により，統合失調症の妄想（もうそう），幻覚の陽性症状に対し抑制効果を示す。

（1）定型抗精神病薬

① フェノチアジン誘導体

1）薬

クロルプロマジン（ウインタミン，コントミン）などがある。

2）作用機序

ドパミン受容体（**D_2 受容体**）を遮断するとともに（ドパミン受容体拮抗薬とも呼ばれる），α_1 受容体やムスカリン受容体も遮断する。

中枢神経系に対して鎮静作用をもたらすので，妄想，不安，精神運動興奮などを抑制し，幻覚症状などが改善される。このほか鎮静効果や強い制吐作用もある。

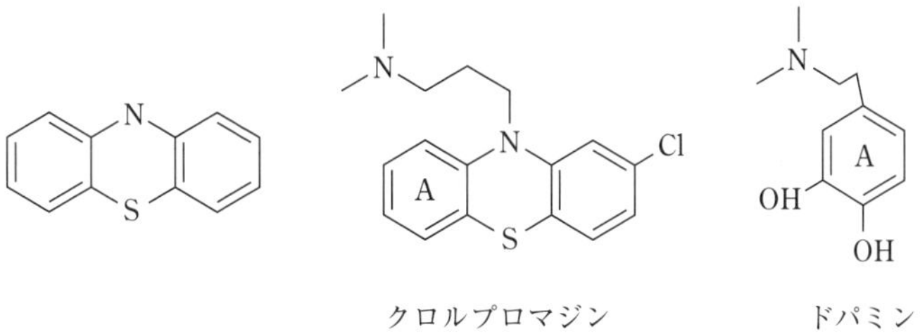

N S A Cl OH OH

クロルプロマジン　　ドパミン

※ベンゼン環 A と N の位置がよく似ている

図 3.5　フェノチアジン骨格，クロルプロマジン，ドパミン

② ブチロフェノン誘導体

1）薬

ハロペリドール（セレネース）などがある。

2）作用機序

D_2 受容体とセロトニン受容体を遮断する。ハロペリドールはクロルプロマジンに比べ作用が強力であるので，**急性期の統合失調症**に使用される。

ドロペリドールもこれに分類されるが，ドロペリドールは麻薬性鎮静薬であるフェンタニールと併用すると，神経遮断性の無痛（NLA）を生じるので，麻酔薬としても使用される。

3）副作用

クロルプロマジン，ハロペリドールともに中枢性有害作用として，線条体－黒質のドパミン神経系機能の抑制により**錐体外路症状**が出現する。すなわち，パーキンソン病様症状（振戦（しんせん），筋強剛，歩行障害）やジスキネジアなどが見られる。

末梢性の有害作用として起立性低血圧などが起こり，また，ムスカリン受容体遮断により唾液，汗などの腺分泌低下，消化管運動の低下などが現れる。

(2) 非定型抗精神病薬

① セロトニン・ドパミン遮断薬（SDA：Serotonin-dopamine antagonist）

1）薬

リスペリドン（リスパダール）などがある。

2）作用機序

セロトニンとドパミンが拮抗することを利用し，ドパミン神経の中脳-辺縁系路を遮断して抗精神病効果を得ながら，セロトニンを遮断することで錐体外路症状が少なくなる。

3）副作用

悪性症候群，遅発性ジスキネジア，不整脈，不眠，不安などがある。

② 多元受容体作用抗精神病薬

（MARTA：Multi-acting receptor-targeted antipsychotics）

1）薬

オランザピン（ジプレキサ）などがある。

2）作用機序

セロトニン・ドパミン以外にも，コリン，ヒスタミン，アドレナアリンなどの受容体を遮断する。抗精神病効果に加え，認知機能，うつ，双極性障害に対する効果も期待される。錐体外路症状は少ない。

3）副作用

高血糖，糖尿病性ケトアシドーシス，悪性症候群，興奮，不眠などがある。

③ レセルピン

レセルピン（アポプロン）はインド蛇木ともいわれるアルカロイドで，アドレナリン作動性神経系に作用してシナプスに貯蔵されるドパミン，ノルエピネフリン，セロトニンなどの**モノアミン類を枯渇**させて，鎮静作用や抗精神病作用を示す。

しかし，現在では抗精神病薬としてはほとんど使用されず，高血圧治療薬として用いられている。

◆参　考◆

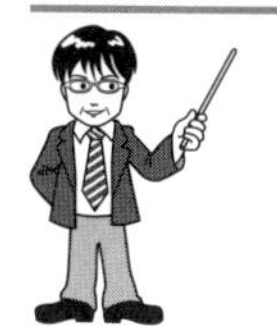

モノアミンには，ドパミン，エピネフリン，ノルエピネフリン（この3つをカテコールアミンと呼ぶ）とセロトニン，ヒスタミンがあり，主に神経伝達物質として働く。

3.2.5　抗うつ薬

(1) 気分障害（うつ病，双極性障害）

気分障害には，うつだけを周期的に繰り返すうつ病である**大うつ病性障害**（**単極性うつ病**）と，うつと躁（そう）の両病相が現れる**双極性障害**がある。

うつ病の病態に関しては，中枢神経伝達物質のノルエピネフリンやセロトニンなどのモノアミン類が減少し発病する。逆に，躁状態はこれらのモノアミンの増加に起因しているというモノアミン仮説が有力である。研究報告によれば，単にモノアミンの量的変化だけでなく，モノアミン受容体の感受性変化の関与も指摘されているが，詳細は明らかではない。

(2) モノアミン再取り込み阻害薬

三環系抗うつ薬

三環系抗うつ薬は環状構造を持つ3つの環が結合した構造で，古典的な抗うつ薬と呼ばれる。

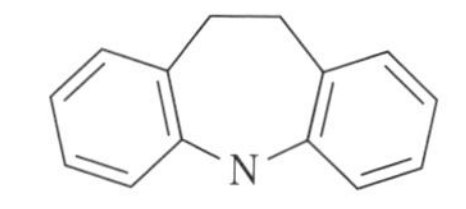

図 3.6　三環系抗うつ薬

1）薬

イミプラミン（トフラニール），クロミプラミン（アナフラニール），アミトリプチリン（アデプレス）などがある。

2）作用機序

シナプス前膜におけるノルアドレナリン，セロトニンの再取り込みを阻害し，シナプス間隙のこれらモノアミン濃度を増し，神経伝達を促進して抗うつ作用を示す。また，コリン（ムスカリン）受容体，ヒスタミン受容体，アドレナリン α_1 受容体を遮断するものもある。

3）副作用

中枢神経系に対しては鎮静作用と抗コリン作用を示し，眠気，疲れやすい，めまい，振戦などが見られる。

末梢性の抗コリン作用により口渇，便秘，排尿困難，眼圧亢進などが生じる。心血管系には心拍数増加，心収縮力増加，血圧上昇などが見られる。

三環系抗うつ薬の大量投与による急性中毒では，高熱，頻脈などが出現し，ときに心室細動，心停止が生じる場合がある。また痙攣や昏睡などが見られることもある。

(3) 選択的セロトニン再取り込み阻害薬 (SSRI：Selective serotonin reuptake inhibitor)

モノアミン再取り込み阻害薬はムスカリン受容体，アドレナリン α_1 受容体，ヒスタミン受容体などを遮断する作用を有しているため，副作用の発現と関連があると考えられている。そこで，選択的にセロトニンの再取り込みを阻害する薬が開発され，今日では広く汎用されている。強迫性障害，社会不安障害，パニック障害にも用いられる。

1）薬

パロキセチン（パキシル），フルボキサミン（デプロメール，ルボックス）などがある。

2）副作用

有害作用は比較的少なく，口渇，便秘，めまい，ふらつき，胃腸障害，性機能障害などがある。

(4) セロトニン・ノルアドレナリン再取り込み阻害薬 (SNRI：Serotonin-noradrenaline reuptake inhibitor)

シナプス終末で放出されたセロトニンの再吸収を阻害するSSRIは，セロトニンの濃度を高めることによりうつ状態を改善させるのに加え，SNRIではセロトニンとノルアドレナリンの再吸収を阻害することで，神経伝達物質の濃度を増加させうつ症状を改善する。

1）薬

ミルナシプラン（トレドミン），デュロキセチン（サインバルタ）などがある。

2）副作用

口渇，便秘，めまい，胃腸障害，性機能障害，心拍数増加，血圧上昇などがある。

(5) ノルアドレナリン作動性・特異的セロトニン作動性抗うつ薬（NaSSA：Noradrenergic and specific serotonergic antidepressant）

アドレナリン α_2 受容体の阻害によりセロトニン，ノルアドレナリンの放出を促進する。また，3つのセロトニン受容体のうち，セロトニン-5HT_2 と -5HT_3 受容体を阻害することで，セロトニン-5HT_1 へのセロトニンの結合を増し，抗うつ作用を増強する。

1）薬

ミルタザビン（リフレックス，レメロン）などがある。

2）副作用

SSRI や SNRI に見られる胃腸障害や性機能障害は少なく，めまいや体重増加などがある。

3.2.6　抗躁薬

単相性躁病や躁うつ病の躁状態の治療に用いられる。その作用機序は不明であるが，不眠，多弁，多動などが改善される。治療効果が出現するまでには2週間程度を要する。

(1) 薬

炭酸リチウム（リーマス）がある。

(2) 副作用

炭酸リチウムの安全域は狭く，有効血中濃度と中毒濃度との差が少ないため投薬中は定期的に血中リチウム濃度を測定する必要がある。投与初期に悪心，手のふるえ，口渇などが見られることもある。

リチウム中毒の症状は，悪心，嘔吐，眠気，多尿，痙攣，意識障害，昏睡，血圧低下などが出現し，死に至ることもある。

3.3 パーキンソン病治療薬

パーキンソン病は，四肢の振戦，筋固縮（こしゅく），寡動（かどう）を主徴とする疾患で，大脳基底核の線条体のドパミン量が減少していることに起因する**錐体外路障害症状**である。治療としては，ドパミンの欠乏によるものなのでドパミン作用薬を補充し，振戦に対し抗コリン薬も使用される。

3.3.1 ドパミン作動性神経系作用薬

ドパミンを投与しても血液脳関門を通過しないため，脳内への移行はできない。そこで，脳への移行が容易なドパミン前駆体であるL－ドパ（レボドパ）を投与することで，ドパミン含量を増加させようとするものである。L－ドパは次のごとく代謝される。

チロシン → L－ドパ → ドパミン → ノルエピネフリン → エピネフリン

(1) 薬

レボドパ（ドパストン，ドパゾール）などがある。

(2) 副作用

消化器症状や不随意運動（ジスキネジア）などがある。

なお，レボドパは脱炭酸酵素によりドパミンに代謝されるが，レボドパの脳内移行率を上げるために抹消の脱炭酸酵素阻害薬カルビドパを併用する。また，COMT 阻害薬エンタカポンや MAO-B 阻害薬セレギリンは脳内ドパミンの代謝酵素を阻害する。一方，ブロモクリプリンなどは脳内ドパミン受容体に直接作用する薬である。

3.3.2 コリン受容体遮断薬（抗コリン薬）

コリン受容体遮断薬は，中枢性にあるコリン受容体（M1 受容体）に結合し遮断することにより振戦に対し効果を発揮する。

(1) 薬

トリヘキシフェニジル塩酸塩（アーテン），ビペリデン（アキネトン）などがある。

(2) 副作用

口渇，便秘，排尿障害などの抗コリン作用がある。

3.4 抗てんかん薬

てんかんとは脳神経の異常興奮（大脳ニューロンの過剰発射）により発作性脳波異常とともに意識障害，痙攣，知覚障害，神経症状を伴う疾患である。発作から，部分発作と全身発作（小発作，大発作，重積発作）に分けられる。部分発作とは，過剰な電気的興奮が脳の一部に限定されて起こる発作をいう。

抗てんかん薬では，中枢神経伝達において抑制に働くGABAの作用を増強して神経興奮を低下させるものが多い。

(1) 部分発作

部分発作に対しては，Na^{+}チャネルを抑制するフェニトイン（アレビアチン），カルバマゼピン（テグレトール）などが使用される。

(2) 全身発作

全身発作には，欠伸発作（小発作：短時間の意識消失），ミオクローヌス発作（意識消失はなく，顔面，四肢などの筋肉の短時間痙攣），強直間代性発作（大発作：意識消失に続く強直性痙攣），重積発作（反復持続性の発作で意識の回復がない）がある。

1) 欠伸発作（小発作）

小発作にはCa^{2}チャネルに作用するエトスクシミド（ザロンチン），GABAトランスアミナーゼの阻害によりシナプスにおけるGABA量を増加させるバルプロ酸（デパケン）が用いられる。

2) ミオクローヌス発作

ミオクローヌス発作には，ベンゾジアゼピン系のバルプロ酸やジアゼパムが投与される。

3) 強直間代性発作（大発作）

大発作にはフェノバルビタール（フェノバール），Na^{+}チャネルに作用し抑制するフェニトイン（アレビアチン），バルプロ酸が使われる。

4) 重積発作

重積発作にはジアゼパム（セルシン，ホリゾン），フェノバルビタール（フェノバール）を静脈内注射する。

フェニトイン，カルバマゼピンは**小発作以外に有効**であり，バルブロン酸は**すべてのてんかん発作**に有効である。

表 3.1　抗てんかん薬と発作

薬	有効な発作
カルバマゼピン（テグレトール）	部分発作
エトスクシミド（ザロンチン）	小発作
フェニトイン（アレビアチン）	大発作
バルプロ酸（デパケン）	すべての発作
ジアゼパム（セルシン，ホリゾン）， フェノバルビタール（フェノバール）	重積発作

(3) 副作用

抗てんかん薬に共通する副作用としては，眠気，運動失調，眼振などの神経症状や吐き気などの消化器症状，また，イライラなどの精神症状が見られる。有効な血中濃度を維持するために，薬物血中濃度モニタリングを必要とする。

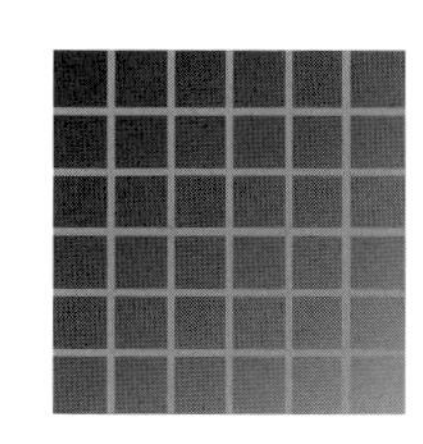

3.5 麻薬性鎮痛薬（オピオイド鎮痛薬）

さまざまな刺激が痛みの原因となり，全身に分布する知覚神経の終末により刺激が受容される。知覚神経は後根から脊髄に入り，視床を経て大脳皮質知覚領域まで神経の興奮が伝達される。痛みは歯痛，頭痛のような体性痛と末期がんなどの内臓痛に分けられ，特に内臓痛のような強力な痛みに対しては**麻薬性鎮痛薬**が用いられる。強力な鎮痛作用を有する麻薬性鎮痛薬は，主として大脳皮質，視床下部，脊髄などのオピオイド受容体に結合して疼痛の伝導路を遮断する。

3.5.1 モルヒネ

ケシの実（未熟果）から乳液状のものを採取し乾燥させたものがアヘンで，このアヘンを精製してモルヒネやコデインが得られる。主に鎮痛や鎮咳の目的で使用される。

(1) 作用機序

① 中枢抑制作用：中枢神経系である大脳皮質，視床，延髄，脊髄などの**オピオイド**受容体に結合して**痛覚伝導路を抑制**する。また，感情にも作用し多幸感をもたらす。延髄では咳嗽中枢の抑制により鎮咳効果があり，呼吸中枢は抑制される。

② 中枢興奮作用：延髄 CTZ（Chemoreceptor trigger zone）の刺激により，悪心・嘔吐をきたす。また，第三脳神経（動眼神経）を興奮させ，縮瞳を引き起こす。

③ 末梢作用：腸管の蠕動運動抑制作用，肛門括約筋の緊張亢進（収縮），腸管分泌量の低下による便秘を起こす。

(2) 臨床応用

鎮痛，鎮咳，麻酔前投与薬（抗コリン薬との併用），止瀉（激しい下痢を止める）。

(3) 副作用

① 有害作用：悪心・嘔吐，めまい，呼吸抑制，幻覚，錯乱などの中枢性症状と排尿困難，便秘，血圧降下などの末梢症状を呈する。

② 急性中毒：延髄の呼吸中枢抑制による呼吸麻痺（チアノーゼ，縮瞳，血圧降下，体温降下などを伴う）。

③　その他：薬物耐性，薬物依存性（精神的・身体的）がある。不眠，食欲不振，精神機能荒廃（こうはい）などが見られる。

3.5.2　オピオイド鎮痛薬の種類

オピオイド鎮痛薬は3種類に分類され，その鎮痛作用を表3.2に示す。

(1) 薬

①　アルカロイド麻薬：塩酸モルヒネ（末・錠・注），硫酸モルヒネ徐放剤（MSコンチン，錠），コデインリン酸（リン酸コデイン），ジヒドロコデインリン酸（リン酸ジヒドロコデイン）

②　合成麻薬：ペチジン塩酸塩（オピスタン），フェンタニール（フェンタニスト），メサドン（メサペイン）

③　非麻薬性製剤：ペンタゾシン（ペンタジン，ソセゴン），ブプレノルフィン（レペタン）

表3.2　オピオイド鎮痛薬の鎮痛作用

	麻薬性（アルカロイド）		麻薬性（合成）		非麻薬性	
	モルヒネ	コデイン	ペチジン塩酸塩	フェンタニル	ペンタゾシン	ブプレノルフィン
鎮痛作用	1	1/6	1/10	80	1/3	30

※モルヒネの鎮痛作用を1としたときの相対値

(2) 作用機序

モルヒネと同様，オピオイド受容体に結合し，痛覚伝導路を遮断する。

(3) 副作用

急性中毒として呼吸抑制がある。また，連用により耐性が生じやすく，さらなる投与量が必要となり，精神的，身体的依存から慢性中毒が生じやすくなる。

3.5.3　麻薬拮抗薬

麻薬の急性中毒の治療，特に呼吸抑制に対し用いる。ナロキソンは完全拮抗体で，特にモルヒネ拮抗薬として使用される。部分拮抗体であるレバロルファンは弱い鎮痛作用を有しオピオイド受容体拮抗作用を有するが，ナロキソンほどモルヒネ拮抗作用は示さない。

(1) 薬

ナロキソン塩酸塩（ナロキソン），レバロルファン酒石酸塩（ロルファン）

(2) 作用機序

ナロキソンはオピオイド受容体に対する親和力が大変強く，オピオイド鎮痛薬が遮断される。

(3) 副作用

ナロキソンでは肺水腫，頻脈などがある。

課　題

1. 吸入麻酔薬を分類し，有害作用についてまとめなさい。
2. ベンゾジアゼピン誘導体の作用機序を記しなさい。
3. バルビツール酸系誘導体の有害作用を記しなさい。
4. モルヒネの作用をまとめなさい。
5. 向精神薬を分類しなさい。
6. 抗うつ薬の作用機序と薬についてまとめなさい。

確認問題

1. 従来は吸入麻酔薬に笑気とも呼ばれる（　①　）やハロタンが用いられていたが，近年，速やかな麻酔導入と回復をもたらす（　②　）などが用いられる。
2. 笑気は通常（　①　）%以上の濃度で用いられる。その有害作用は（　②　）である。
3. 睡眠薬には従来，（　①　）誘導体が用いられていたが，近年，REM 睡眠，non-REM 睡眠の正常なパターンを保てる（　②　）誘導体が選択される。
4. 各種の精神疾患に用いられる薬物を（　　　）という。
5. 抗不安薬のうち短時間型に（　　　）がある。
6. 代表的な三環系抗うつ薬に（　①　）やアミトリプチリンがある。また，選択的セロトニン再取り込み阻害薬に（　②　）がある。
7. 抗精神病薬は大脳皮質，大脳辺縁系の（　①　）受容体遮断作用により，総合失調症の妄想，幻覚などの（　②　）に対して抑制効果を示す。
8. 代表的な定型抗精神病薬に（　　　）やハロペリドールがある。
9. 躁状態に対する特異的治療薬としては（　　　）がある。
10. 抗精神病薬の中枢神経性副作用に（　　　）症候群などの錐体外路症状がある。
11. 抗てんかん薬のうちフェニトインは（　①　）発作以外に有効であり，（　②　）はすべてのてんかんに有効である。
12. （　①　）は代表的な麻薬性鎮痛薬で（　②　）受容体に作用する。

第4章 末梢神経系作用薬

末梢神経系は中枢神経系（脳，脊髄）から出て末梢器官に至る神経系で，自律神経系と体性神経系に分けられる。自律神経系には交感神経と副交感神経があり，生命維持に不可欠な呼吸，循環，栄養，生殖，体温の調節など，生体の内部環境の恒常性を保つ。体性神経系は，骨格筋を支配する遠心性の運動神経と，痛覚などを中枢に伝える求心性の感覚神経がある。

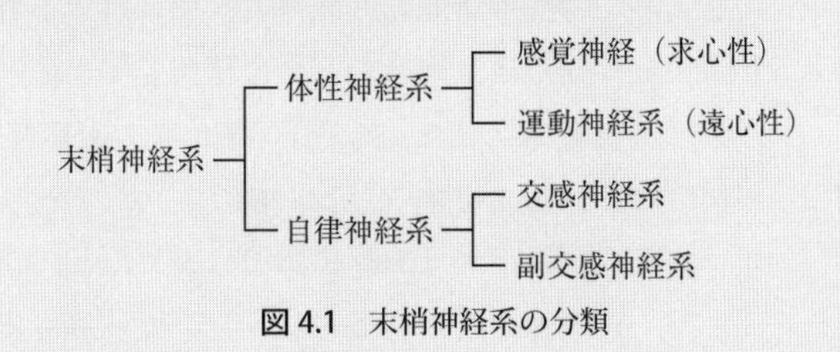

図4.1　末梢神経系の分類

学習目的

末梢神経系の分類を理解して自律神経（交感神経，副交感神経）の生理作用を復習し，受容体（レセプター）と神経伝達物質との関係を理解する。

学習内容

1．自律神経系と受容体，化学伝達物質
　アドレナリン作動性，コリン作動性，ノルアドレナリン，アセチルコリン
2．自律神経系が作用する器官と反応
3．アドレナリン作動薬，アドレナリン受容体遮断薬，コリン作動薬，
　コリン受容体遮断薬
4．体性神経系作用薬
　感覚神経系に作用する薬物，運動神経系に作用する薬物

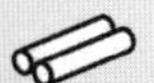
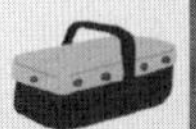

4.1 自律神経系と受容体

交感神経系は環境の急変やストレス，運動，怒りなど身体の臓器，器官を対応させる神経系である。心臓の機能は促進し，呼吸により酸素を取り入れるため気管支は拡張し，血管収縮により皮膚や内臓への血流は減り骨格筋への血流は増し，光を取り込むために瞳孔は散大する。一方，**副交感神経系**は食物摂取や消化・吸収，睡眠などの穏やかで恒常性を保つ役割を持つ。消化管平滑筋の運動が亢進し，唾液，腸液の分泌は亢進する。膀胱の筋運動も亢進し，尿は排泄される。通常，交感神経系と副交感神経系は，両者が互いに拮抗している。

交感神経終末と支配器官との媒介は，交感神経系では化学伝達物質と呼ばれる**ノルエピネフリン**（**NE**）（**ノルアドレナリン**ともいう）であり，副交感神経系では**アセチルコリン**（**Ach**）である。

また，自律神経系の特徴として，中枢神経を出てから支配器官に達するまでに必ず神経節を経由してニューロンを変える。交感神経系でも副交感神経系でも，中枢側のニューロン（節前線維）から末梢側のニューロン（節後線維）への化学伝達物質はアセチルコリンである。このアセチルコリンの興奮伝達作用を**ニコチン様作用**という。それは，少量のニコチンを投与したときと同様の作用が見られることによる（ニコチン受容体（Nn：神経型）に結合）。また，運動神経では，神経筋接合部でアセチルコリンがニコチン受容体（Nm：筋肉型）に興奮伝達を行う（図4.2）。

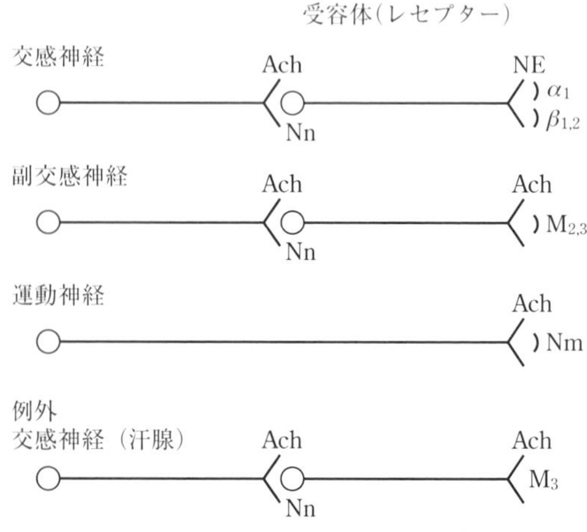

図4.2　末梢神経系と受容体，化学伝達物質

4.1.1 受容体

受容体の概念はEhrlich（1900年），Langley（1906年）により提唱され，近代薬理学の薬物受容体の概念を導入したのはA. J. Clark（1926年）である。彼はカエルの抽出心臓をAchで停止する濃度を求めたところ，心臓表面積の1/6 000を覆うにすぎず，Achが心臓の特殊な結合部位と結合するに違いないと考えた。受容体は化学伝達物質を節後繊維や効果器に伝える役割を持つ。ノルエピネフリンに対する受容体には効果器によりα_1，α_2とβ_1，β_2のタイプがあり，アセチルコリンの受容体には，ニコチン受容体（Nn，Nm）とムスカリン受容体があり，ムスカリン受容体にはM_1～M_5の5つのサブタイプが存在するが，M_2は心臓に，他の効果器にはM_3が多い。

4.1.2 化学伝達物質

化学伝達物質とは，

1. 神経細胞内で合成されて神経線維内に貯蔵される。
2. 神経興奮によって神経終末部から放出され，効果器官にある受容体と結合して，興奮を伝達する。
3. 受容体から離れて酵素により分解されるか，再び神経終末に取り込まれる。

表 4.1 自律神経系の主な器官と反応

器官	交感神経系		副交感神経系	
	受容体	反応	受容体	反応
眼	α_1	瞳孔散大筋収縮（散瞳）	M_3	瞳孔括約筋収縮（縮瞳）
心臓	β_1	心拍数増加 収縮力増大	M_2	心拍数減少 収縮力の減少
血管	α_1	動脈・静脈平滑筋収縮		
肺	β_2	気管支平滑筋弛緩 気道分泌抑制	M_3	気管支平滑筋収縮 気道分泌促進
肝臓	β_2	グリコーゲン分解促進		
唾液腺	α_1	分泌促進（粘稠性）	M_3	分泌促進（漿液性）
胃腸	β_2	腸管平滑筋・収縮抑制	M_3	腸管平滑筋・収縮促進
膀胱	β_2	排尿筋・弛緩	M_3	排尿筋・収縮

α_1作用：血管平滑筋収縮による血圧上昇，瞳孔散大筋収縮（散瞳）など
α_2作用：アドレナリン作動性神経の終末にあるα_2受容体に作用し，化学伝達物質ノルエピネフリンの放出を抑制
β_1作用：心臓興奮（心筋収縮力増強，心拍数増加），腎臓からのレニンの遊離
β_2作用：気管支平滑筋弛緩（気管支拡張），骨格筋内の血管平滑筋弛緩（血管拡張），肝臓でのグリコーゲンの分解と糖新生など

4.2 アドレナリン作動薬

エピネフリンやノルエピネフリンの投与により発現する生体反応が，交感神経系の興奮によりノルエピネフリンが分泌されて発現する生体反応と同じ反応を起こす薬物を**アドレナリン作動薬**といい，α 受容体に作用する薬物をアドレナリン α 受容体作動薬，β 受容体に作用する薬物を β 受容体作動薬という。α 受容体には α_1，α_2 があり，β 受容体には β_1，β_2 受容体がある。

アドレナリン作動薬の多くはフェニルエチルアミンを基本骨格とし，ベンゼン環の3，4位が水酸化（-OH）されたものをカテコラミンという。これらカテコラミンはシナプス小胞に貯蔵されており，細胞膜の脱分極に伴う Ca^{2+} の流入が引き金となりシナプス間隙に放出され，節後繊維細胞や効果器上に存在するレセプターと結合し，興奮が伝えられる。

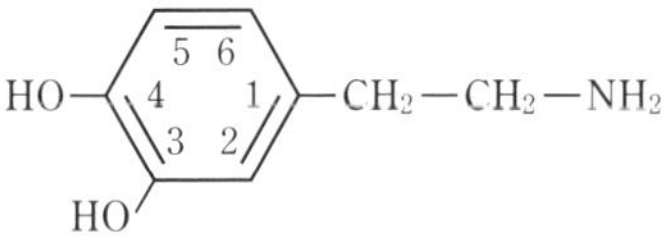

ドーパミン

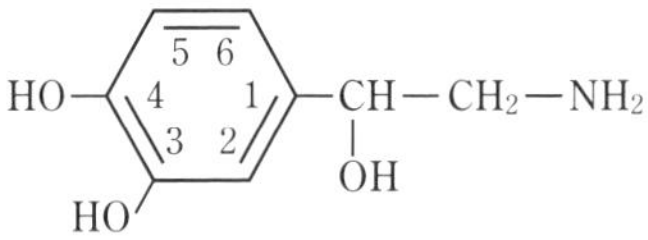

ノルアドレナリン　ノルエピネフリン 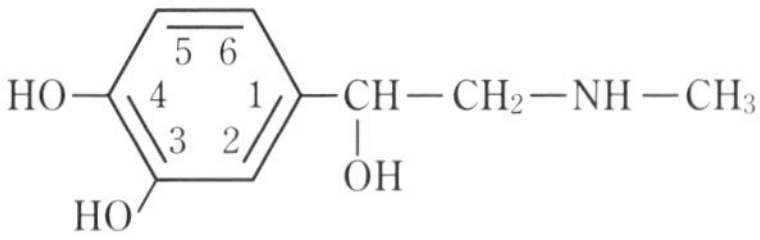　　アドレナリン　エピネフリン

図 4.3　カテコラミンの構造式

アドレナリン作動神経系の α_1 受容体，β_1 受容体，β_2 受容体作動薬には，非選択的作動薬と選択的作動薬がある。

4.2.1 α_1，β 受容体作動薬

(1) 薬

アドレナリン（ボスミン）などがある。

(2) 作用機序

非選択的に α_1，β_1，β_2 受容体を作動する。α_1 作用による血圧上昇（血管平滑筋収縮），瞳孔散大筋収縮（散瞳）があり，β_1 作用による心

筋収縮力増強，心拍数増加，腎からのレニン遊離，また，β_2 作用による気管支拡張，骨格筋内の血管平滑筋弛緩（血管拡張），肝臓におけるグリコーゲン分解と糖の新生などが起こる。

(3) 臨床応用

α_1 作用によるショックまたは急性低血圧時，鼻・口腔粘膜の充血の治療，また，β_1 作用の強心作用として心不全，β_2 作用の作用として気管支喘息に用いられる。

(4) 副作用

肺水腫，呼吸困難，心停止，心悸亢進，頭痛，不安などがある。

4.2.2 α_1 受容体作動薬

(1) 薬

ノルアドレナリンなどがある。

(2) 作用機序

非選択的に α_1，β 受容体を作動する。α_1 作用により血管を収縮させ血圧を上昇させるが，β_1 作用はきわめて弱く心臓に対する作用は強くない。

(3) 臨床応用

急性低血圧やショック時の昇圧剤として用いられる。

(4) 副作用

徐脈，心悸亢進，胸内苦悶，頭痛，めまい，不安などがある。

4.2.3 β 受容体作動薬

(1) 薬

イソプロテレノール（プロタノール）などがある。

(2) 作用機序

非選択的に β_1，β_2 の両方の受容体に作用し，α_1 作用はほとんどない。強い β_1 作用により心臓興奮作用で，心拍数の増加，心収縮力の増強作用がある。また，β_2 作用により気管支は拡張する。

(3) 臨床応用

徐脈，急性心不全，気管支喘息に用いられる。しかし，現在では選択的 β_2 作動薬があるので気管支喘息発作には使用されない。

(4) 副作用

血清カリウム値低下，心悸亢進，頭痛，振戦，悪心などがある。

4.2.4 選択的 β_1 受容体作動薬

(1) 薬

ドパミン（イノバン），ドブタミン（ドブトレックス）などがある。

(2) 作用機序

選択的に β_1 受容体を作動し，心拍数の増加，心収縮力の増強作用を有する。

(3) 臨床応用

心原性ショックによる急性循環不全に用いられる。

(4) 副作用

不整脈（頻脈，期外収縮），麻痺性イレウス，動悸，悪心，消化器症状などがある。

4.2.5 選択的 β_2 受容体作動薬

(1) 薬

サルブタモール（ベネトリン）などがある。

(2) 作用機序

選択的に β_2 受容体に作動し，気管支を拡張させる。

(3) 臨床応用

気管支喘息発作や気管支炎などに用いられる。

(4) 副作用

血清カリウム値低下，心悸亢進，頭痛，めまい，頭痛などがある。

表 4.2　アドレナリン作動薬

薬	主に作動する受容体	臨床応用
エピネフリン（ボスミン）	α_1，β_1，β_2	急性低血圧，心不全，気管支喘息
ノルアドレナリン	α_1	急性低血圧，ショック
イソプロテレノール（プロタノール）	β_1，β_2	高度の徐脈，アダムス・ストークス症候群の発作，急性心不全，
ドパミン（イノバン） ドブタミン（ドブトレックス）	β_1	心原性ショック，出血性ショックによる急性循環不全
サルブタモール（ベネトリン）	β_2	気管支喘息，気管支炎

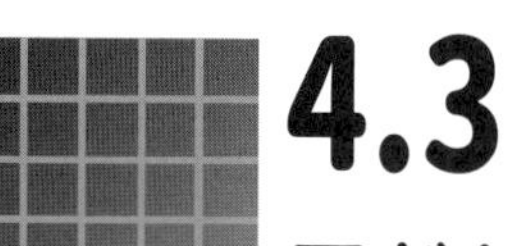

4.3 アドレナリン受容体遮断薬（抗アドレナリン作動薬）

交感神経終末に作用して α，β 受容体の機能を選択的に遮断する。**受容体遮断薬（ブロッカー）**ともいう。

4.3.1 α_1 受容体遮断薬（α ブロッカー）

(1) 薬

プラゾシン（ミニプレス），ブナゾシン（デタントール）などがある。

(2) 作用機序

交感神経終末から放出されるノルエピネフリンのアドレナリン α_1 作用を選択的に遮断し，血管拡張を起こす。

(3) 臨床応用

本態性高血圧症，腎性高血圧症，褐色細胞腫による高血圧症，排尿障害などに用いられる。

(4) 副作用

めまい，動悸，頭痛，口渇，悪心・嘔吐などが見られる。

4.3.2 β 受容体遮断薬（β ブロッカー）

β ブロッカーの投与目的は心機能抑制（心筋収縮力・心拍数・心拍出量・心筋内伝道速度の抑制）にある。

β 受容体遮断薬として3つに分類される。

① β_1，β_2 受容体ともに遮断する非選択性薬
② β_1 受容体選択性（心臓選択性）薬
③ α_1 受容体遮断作用も併用する薬

これらの特徴から，①の非選択性薬は β_2 受容体遮断作用も有するため，**気管支喘息患者**では気道が狭窄（きょうさく）するので**禁忌**である。

(1) 薬

① の非選択的 β 遮断薬にはプロプラノロール（インデラル）がある。

② の選択的 β_1 遮断薬はアセブトロール（アセタノール）やメトプロロール（セロケン）などがある。

③ の選択的 $\beta_{1,}$ α_1 遮断薬にはラベタロール（トランデート）などがある。

(2) 作用機序

交感神経終末から放出されるノルエピネフリンがβ受容体に結合するのを遮断する。

(3) 臨床応用

本態性高血圧症，労作性狭心症の発作予防，発作性上室性頻拍症・上室性期外収縮・心房粗動・心室性期外収縮などの不整脈などの治療薬に用いられる。

(4) 副作用

心不全，徐脈，房室ブロック，頭痛，悪心・嘔吐，血圧低下などが見られる。

表 4.3　主なβ受容体遮断薬

薬	受容体	臨床応用
プロプラノロール（インデラル）	β（β_1，β_2）	本態性高血圧症，狭心症，期外収縮，頻拍性心房細動，洞性頻脈
メトプロロール（セロケン） アセブトロール（アセタノール）	β_1	本態性高血圧症，狭心症，頻脈性不整脈
ラベタロール（トランデート）	β_1，α_1	本態性高血圧症，褐色細胞腫による高血圧

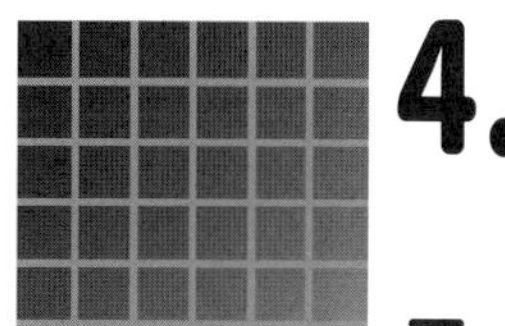

4.4 ニューロン遮断薬

交感神経終末に作用して，次のいずれかにより血管を拡張し血圧降下を起こす。高血圧の治療に用いられるが，現在は使用頻度が減っている。

① 神経伝達の偽伝達物質として働く。
② シナプス小胞に貯蔵されているノルエピネフリンを枯渇させる。
③ シナプス小胞内のノルエピネフリンの放出を抑制することにより神経の興奮伝達を遮断する（α_2 作動）。

(1) 薬

メチルドパ（アルドメット）は①，③に作用する。

クロニジン（カタプレス）は③に作用する。

レセルピン（アポプロン）は②に作用する。ただし，中枢神経抑制作用もあるので，うつ病患者には禁忌である。

(2) 作用機序

メチルドパ（アルドメット）は α-メチルノルエピネフリンに代謝され，交感神経終末シナプスに取り込まれるが，ノルエピネフリンに比し神経伝達作用がほとんどない。

また，クロニジン，メチルドパは中枢性交感神経抑制薬であり，脳幹部の α_2 受容体に作用してノルアドレナリンの遊離を抑制し降圧作用が見られる。

(3) 臨床応用

本態性高血圧症，悪性高血圧に用いられる。

(4) 副作用

起立性低血圧，発熱，眠気，頭痛，精神抑うつ，徐脈などが見られる。

◆参　考◆

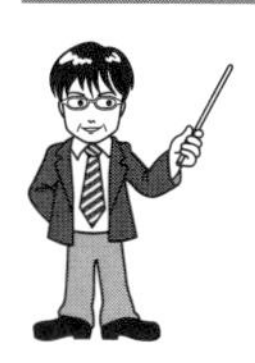

α_2 受容体

α_2 受容体は α_1，β_1，β_2 受容体とは異なり，作動すると交感神経終末からノルエピネフリンの放出は抑制される。

4.5 コリン作動薬

副交感神経の興奮によって発現する生体反応，またはアセチルコリンの投与により発現する生体反応と同じ反応を起こす薬物を**コリン作動薬**という。ただし，生体内ではアセチルコリンはコリンエステラーゼにより直ちに酢酸とコリンに分解される。

アセチルコリン → 酢酸 + コリン

したがって，コリン作動薬はコリンエステラーゼにより分解されにくいコリン類似薬か，アセチルコリンエステラーゼを阻害する薬（コリンエステラーゼ阻害薬）になる。

(1) 薬

① コリン類似薬

ベタネコール（ベサコリン），アセチルコリン（オビソート）などがある。

② コリンエステラーゼ阻害薬

ネオスチグミン（リゴスチグミン），フィゾスチグミン（アトリゴリバース）などがある。

(2) 作用機序

心臓，消化管，分泌腺などに分布するコリン作動神経系のムスカリン受容体（M_1，M_2）に直接結合し，徐脈，心筋収縮力減弱，伝導速度の遅延，血圧降下，消化管平滑筋の収縮，縮瞳などを起こす。

また，コリンエステラーゼ阻害薬はコリンエステラーゼを阻害し，シナプス間隙でのコリン濃度を高めるものがある。

(3) 臨床応用

コリン類似薬では，腸管麻痺，麻痺性イレウス，慢性胃炎などであり，コリンエステラーゼ阻害薬では緑内障や重症筋無力症，排尿困難などがある。

(4) 副作用

発汗，顔面紅潮，痙攣，ショック様症状，悪心・嘔吐，血圧降下，徐脈，眼痛などがある。

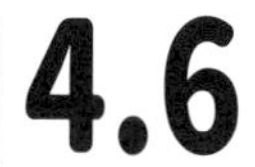

4.6 有機リン化合物

殺虫剤（パラチオン）や神経毒ガス（サリン）などの有機リン剤はコリンエステラーゼと結合し非可逆的に阻害する。その結果，体内に急増したアセチルコリンにより，末梢においてムスカリン様作用（心拍数減少，縮瞳，唾液分泌，腸管運動亢進），ニコチン様作用（骨格筋の麻痺，血圧上昇）と中枢作用（錯乱，運動失調，言語障害，呼吸麻痺）が複雑に現れる。

有機リンの急性中毒書症状に対し，抗コリン薬としてムスカリン受容体でアセチルコリンと競合するアトロピンと，コリンエステラーゼと結合している有機リン化合物と競合するプラリドキシム（パム（PAM：Pralidoxime））が投与される。

◆参　考◆

アルツハイマー型認知症治療薬とコリンエステラーゼ

アルツハイマーでは脳内での神経伝達物質であるアセチルコリンが減少しているとされる。このアセチルコリンを分解するコリンエステラーゼにはアセチルコリンエステラーゼとブチリルコリンエステラーゼの2つがあり，これらのコリンエステラーゼを阻害してアセチルコリン量を増しアルツハイマー病を治療する。

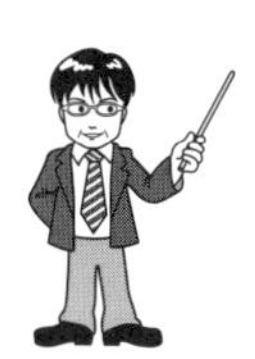

アセチルコリンエステラーゼ阻害作用によるアルツハイマー病治療薬として，ドネペジル（アリセプト）がある。また，アセチルコリンエステラーゼとブチリルコリンエステラーゼの2つを阻害する薬としてリバスチグミン（イクセロン），アセチルコリンエステラーゼ阻害作用に加え，アセチルコリン受容体のなかでニコチン受容体の感受性を増強するガランタミン（レミニール）がある。

4.7 コリン受容体遮断薬（抗コリン作動薬）

副交感神経終末から放出されるアセチルコリンのムスカリン受容体が遮断されると，アセチルコリンが結合できなくなり，その結果，交感神経優位の状態となる。

(1) 薬

① ベラドンナアルカロイド

アトロピン（硫酸アトロピン），スコポラミン（ハイスコ）などがある。

② 合成コリン薬

ブチルスコポラミン（ブスコパン）などがある。

(2) 作用機序

アセチルコリンのムスカリン受容体に結合し，アセチルコリンの受容体への結合を妨げて，次のような作用が現れる。

① 心拍数の増加

② 気管支平滑筋の弛緩，腸運動の抑制，膀胱弛緩による排尿困難，瞳孔括約筋弛緩による散瞳

③ 腺分泌の抑制（唾液腺分泌抑制により口渇，涙・胃液・膵液などの分泌抑制，気管支腺分泌の減少，汗腺の分泌抑制）

(3) 臨床応用

眼科領域で散瞳薬のほか，鎮痙薬として消化管・膀胱・胆管などの痙攣性疼痛，胃液分泌抑制薬として消化性潰瘍に用いられる。

(4) 副作用

緑内障（眼圧上昇）の悪化（緑内障患者には禁忌），口渇，視力障害，頻脈，便秘，尿閉（前立腺肥大のある患者には禁忌）などがある。また，アトロピンの過量により幻覚・精神興奮などが見られる。

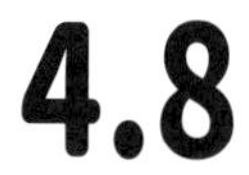

4.8 自律神経節遮断薬

自律神経のニコチン（Nn）受容体にアセチルコリンと競合的に拮抗し興奮伝達を遮断する。

自律神経節は交感・副交感の両神経節に作用して遮断するが，支配器官に対する作用が優位なほうが影響を受けやすい。細動脈は交感神経支配が優位であり，節遮断により血管は拡張し血圧降下を招く。副交感神経支配優位な器官では，心臓は興奮して心拍数が上昇し，胃腸は緊張低下してぜん動が減弱し，膀胱は弛緩して尿が貯留する。

薬物として Nn 受容体に作用するヘキサメトニウムなどがあり，外科手術時の異常高血圧の緊急処置などに用いられることもあったが，現在では使用されることはない。

◆参　考◆

ニコチン受容体

ニコチンはアルカロイドの一種で，ナス科のタバコ属の主に葉に含まれる天然物質である。その薬理作用は神経系への少量による興奮から抑制へと作用していく。

神経系の節前繊維の終末からアセチルコリンが放出され，節後神経の受容体に結合し興奮を伝達する。この作用をニコチン様作用という。これは，少量のニコチンを投与したときに節後神経の受容体に結合して刺激し興奮を伝えるのと同じ作用が見られることから，ニコチン様作用と呼ばれ，この受容体をニコチン受容体（Nn：n は Neuron の意）という。ニコチン受容体は運動神経と筋繊維との接合部である神経 - 筋接合部にもあり，両者を区別するためにニコチン受容体（Nm：m は Muscle の意）と書く。どちらもイオンチャネル型受容体である。

拮抗薬として，Nn 受容体にはヘキサメトニウムが自律神経節遮断薬として，また，Nm 受容体にはツボクラリンが筋弛緩薬としてある。なお，ツボクラリンは矢毒として用いられたクラーレ（植物ツヅラフジ科）から単離された薬物であり，競合性（脱分極型）筋弛緩薬と呼ばれる。現在では主にロクロニウム（エスラックス）やベクロニウム（マキュラックスス）などの薬が使用される（p.81 参照）。

4.9 体性神経系作用薬

体性神経系に作用する薬物には，感覚神経系に作用する薬物に**局所麻酔薬**があり，運動神経－骨格筋系に作用する薬物に**筋弛緩薬**がある。

4.9.1 感覚神経系に作用する薬

局所麻酔薬は薬を投与した部位の感覚神経に作用して，知覚，特に痛覚を麻痺させる薬をいう。

(1) 局所麻酔の方法

① 表面麻酔

粘膜（鼻，咽頭，結膜など），創傷面の表面に薬液を塗布し浸透させる。

② 浸潤麻酔

皮下に注射して，周囲および内部に浸潤させて手術部位を麻痺させる。

③ 伝達麻酔

神経や神経叢の周囲に注射して，その神経支配下の知覚を麻痺させる。

④ 脊椎麻酔

脊髄のクモ膜下腔の脳脊髄液中に薬液を注入し，脊髄に入る感覚神経支配下の領域の知覚を麻痺させる。腰椎部分に注射し腹部や下肢の手術時に用いる。

⑤ 硬膜外麻酔

仙骨部の硬膜外腔に薬液を注射して，感覚神経が脊髄に入る手前で侵されるため，その支配下にあたる広範囲を麻痺させる。

(2) 薬

コカイン（コカイン塩酸塩）

表面麻酔（皮膚・粘膜，角膜など）

プロカイン（ロカイン）

浸潤麻酔，伝達麻酔，硬膜外麻酔

リドカイン（キシロカイン），テトラカイン（テトカイン）

すべての局所麻酔に有効

ブピバカイン（マーカイン）

伝達麻酔，脊椎麻酔，硬膜外麻酔

(3) 作用機序

局所麻酔薬は神経細胞に作用して神経細胞膜の Na^+ チャネルを抑制し，膜の Na^+ 透過性を抑制して細胞膜を安定化し興奮を起こしにくくする。

(4) 副作用

循環器系ではショック，アナフィラキシーショック，不整脈，徐脈，血圧下降，心停止をきたすこともある。中枢神経系では舌と口の麻痺，めまい，耳鳴り，知覚・言語障害，意識障害，全身痙攣（けいれん），昏睡，呼吸停止などがあり，また，悪心・嘔吐，蕁麻疹なども見られる。

表 4.4　局所麻酔薬の適応

薬	適　用				
	表面	浸潤	伝達	脊椎	硬膜外
コカイン（コカイン塩酸塩）	○				
プロカイン（ロカイン）		○	○		○
リドカイン（キシロカイン）	○	○	○	○	○
テトラカイン（テトカイン）	○	○	○	○	○
ブピバカイン（マーカイン）			○	○	○

4.9.2　運動神経系に作用する薬（筋弛緩薬）

骨格筋を支配する運動神経と筋線維の接合部（神経－筋接合部）に作用して，骨格筋を弛緩させる薬をいう。作用機序により**競合性筋弛緩薬**（**非脱分極型**）と**脱分極性筋弛緩薬**に分類される。

(1) 薬

① 競合性筋弛緩薬（非脱分極型）

ロクロニウム（エスラックス），ベクロニウム（マキュラックス）などがある。

② 脱分極性筋弛緩薬

スキサメトニウムなどがある。

(2) 作用機序

非脱分極型では，神経－筋接合部において運動神経終末から放出されるアセチルコリンと競り合って，終板のニコチン（Nm）受容体に結合しアセチルコリンによる筋活動電位の発生を抑制する。

なお，ロクロニウムの拮抗薬として，スガマデスク（ブリディオン）が用いられる。

脱分極型では，神経－筋接合部において終板膜の持続的脱分極を起こして，アセチルコリン受容性を低下させ，インパルスの伝達を遮断する。

吸入麻酔中に高熱を発する悪性高熱症を起こすことがある。

(3) 副作用

ショック，アナフィラキシーショック，遅延性呼吸抑制，遅延性無呼吸，徐脈，頻脈などがある。

課　題

1. 自律神経（交感神経，副交感神経）と受容体，化学伝達物質の関係を図で示しなさい。

2. 自律神経系の主な器官と反応（表 4.1）を書きなさい。

3. アドレナリン作用薬，アドレナリン受容体遮断薬，コリン作用薬，コリン受容体遮断薬をまとめなさい。

確認問題

1. 末梢神経系は自律神経系と（　　　）神経系に分けられる。

2. 自律神経系は，興奮系の（　①　）神経系と抑制系の（　②　）神経系からなる。

3. 交感神経は節前神経が（　①　）作動性，節後神経は（　②　）作動性である。

4. 交感神経が優位になると，瞳孔は（　①　）し，心拍数は（　②　）し，血管は（　③　）し，気管支は（　④　）する。一方，消化管運動は（　⑤　）する。

5. 筋弛緩薬には競合性と（　①　）性があり，前者には（　②　）が，後者には（　③　）がある。

6. 局所麻酔薬の重大な有害作用として（　　　）がある。

第5章 循環器系作用薬

心臓は全身に血液を送り出すポンプ機能を持つ。心臓の収縮力と血管の抵抗が上昇すると「高血圧」となり，心臓の拍動リズムの異常が「不整脈」に，また，収縮力の減弱が「心不全」を招き，心筋組織への酸素供給量のバランスが崩れると「狭心症」となる。

学習目的

高血圧，狭心症，不整脈の原因およびその治療薬について学ぶ。また，心不全に作用する薬について学ぶ。

学習内容

1．抗高血圧薬の分類

2．抗狭心症薬

狭心症発作時の治療薬，労作狭心症と異型狭心症の予防薬

3．抗不整脈薬

作用機序と分類

4．強心薬

ジギタリスの作用機序と有害作用，カテコラミン製剤

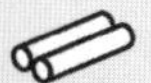

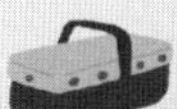

5.1 高血圧治療薬

高血圧症は収縮期血圧 140 mmHg 以上または拡張期血圧 90 mmHg 以上をいう。血圧は心拍出量と末梢血管抵抗によって決定され，高血圧症では一般に心拍出量は変わらないが，細動脈の緊張により末梢血管抵抗が高くなっている。高血圧症は脳卒中，心不全，腎不全などの合併症の誘因となることから，血圧を下げることはこれら疾病の予防上重要である。

高血圧症の治療に用いる薬物は，表 5.1 のように分類される。

表 5.1　抗高血圧薬の分類

分　類	薬
(1) 利尿薬	サイアザイド系利尿薬，スピロノラクトン，フロセミド
(2) 交感神経抑制薬	
1) α_1 受容体遮断薬	プラゾシン
2) β 受容体遮断薬	プロプラノロール，メトプロロール
3) ニューロン遮断薬	クロニジン，メチルドパ，レセルピン
4) 神経節遮断薬	トリメタファン
(3) カルシウムチャネル遮断薬	ニフェジピン，ジルチアゼム，ベラパミル
(4) レニン-アンジオテンシン系阻害薬	
1) アンジオテンシン変換酵素阻害薬（ACE 阻害薬）	カプトプリル，エナラプリル
2) アンジオテンシン II 受容体拮抗薬（ARB）	ロサルタン，バルサルタン
3) レニン阻害薬	アリスキレン
(5) 血管拡張薬	ヒドララジン

5.1.1 利尿薬

利尿薬については第 6 章で詳細を述べる。**利尿薬**にはサイアザイド系利尿薬，ループ利尿薬，カリウム保持性利尿薬などがあり，Na^+ と水の排泄を促進することにより，循環血液量を減少させ降圧作用を起こす。うっ血性心不全や腎不全の場合には，ループ利尿薬がもっとも降圧効果を現す。サイアザイド系利尿薬やループ系利尿薬で血中カリウムが減少した場合は，カリウム保持性利尿薬を用いる。

5.1.2　交感神経抑制薬

交感神経抑制薬については第4章で述べたとおりで，交感神経系の緊張は心臓のポンプ機能を上げ血管を収縮させて血圧を上昇させるので，交感神経系を抑制するものは抗高血圧薬として用いられる。

(1)　α_1 受容体遮断薬

血管平滑筋の α_1 受容体を遮断し，血管拡張を起こし血圧を下げる。プラゾシンなどがある。有害作用には起立性低血圧や動悸が見られる。

(2)　β 受容体遮断薬

β 受容体遮断薬は心臓の β_1 受容体を遮断することにより心収縮力を抑制し，心拍数を減少させて降圧作用を現す。また，腎臓からのレニン分泌を抑制し降圧作用を起こす。

(3)　ニューロン遮断薬

1)　α_2 受容体作動薬

クロニジン，メチルドパなどの中枢性降圧薬は，脳幹部の α_2 受容体に作用してノルアドレナリンの遊離を抑制し，交感神経興奮伝達を抑えて降圧効果を現す。

2)　ノルエピネフリン枯渇薬

レセルピンは中枢，末梢の神経終末で伝達物質のノルエピネフリンを枯渇させることにより降圧作用を起こす。

(4)　自律神経節遮断薬

トリメタファンは自律神経節のニコチン（Nn）受容体に作用してアセチルコリンによる伝達を遮断することにより降圧効果を現す。

5.1.3　Ca^{2+} チャネル遮断薬

細胞膜にある Ca^{2+} チャネルを遮断し，細胞外にある Ca^{2+} の細胞内への流入を阻止する。**Ca^{2+} チャネル遮断薬（Ca 拮抗薬）**は3つの疾患（高血圧，狭心症，頻脈性不整脈）に用いられる。

(1)　薬

1）高血圧：ニフェジピン（アダラート，ペルジピン）など
2）狭心症（スパスム）：ジルチアゼム（ヘルベッサー）など
3）頻脈性不整脈：ベラパミル（ワソラン）など

(2)　作用機序

血管平滑筋および**心筋**は，細胞外より流入した Ca^{2+} によりミオシン軽鎖が活性化されて，アクチン／ミオシンが収縮する。Ca^{2+} チャネル遮断薬はこの Ca^{2+} の流入を抑制し，血管を拡張し心機能を抑制する。

ニフェジピンは細動脈拡張作用が強い。ジルチアゼムは血管拡張作用もあるが，心機能臓抑制作用のほうが強い。ベラパミルでは血管拡張作は軽度だが，心機能抑制作用が強い。心筋収縮力の抑制ではベラパミルが強く，次いでジルチアゼム，ニフェジピンは弱い。

(3) 副作用

ニフェジピンでは顔面紅潮，頭痛，動悸，頻脈などが見られ，ジルチアゼム，ベラパミルでは徐脈，房室ブロックなどが見られる。

5.1.4 レニン–アンジオテンシン系阻害薬

(1) アンジオテンシン変換酵素阻害薬（ACE 阻害薬）

血中のアンジオテンシノーゲンはレニンの作用によりアンジオテンシンⅠに変換され，さらにアンジオテンシン変換酵素によりアンジオテンシンⅡになる。アンジオテンシンⅡは強い血管収縮作用とアルドステロン分泌作用を有し，血圧を上昇させる。ACE 阻害薬はこの変換酵素を阻害し降圧作用を現す。

1) 薬

カプトプリル（カプトリル），エナラプリル（レニベース）などがある。

2) 作用機序

アンジオテンシンⅠからⅡに変換するアンジオテンシン変換酵素（ACE）を阻害する。また，血管拡張作用を有するブラジキニンの分解も阻害する（図 5.1）。

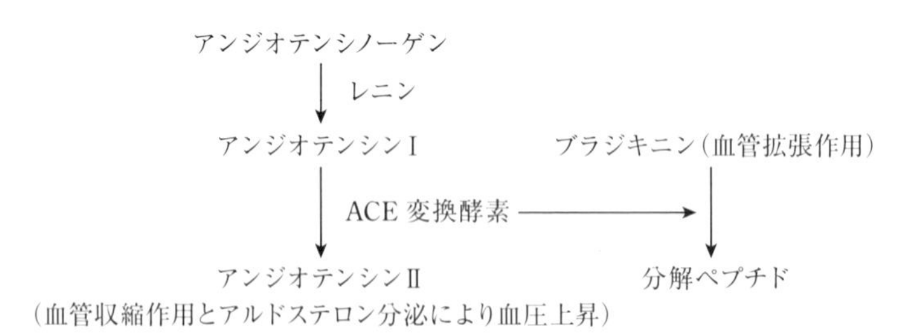

図 5.1　レニン–アンジオテンシン系による血圧上昇

3) 副作用

から咳，発疹や腎機能の悪い人では腎機能が悪化する場合もある。

(2) アンジオテンシンⅡ受容体拮抗薬（ARB）

1) 薬

高血圧や 2 型糖尿病性腎症：ロサルタン（ニューロタン）

高血圧：バルサルタン（ディオバン），カンデサルタンシレキセチル（ブロプレス）など

2）作用機序

アンジオテンシンⅡが受容体に結合するところに拮抗し，血圧降下作用を示す。

3）副作用

アナフィラキシーショック，高カリウム血症，頭痛，めまいなどがある。

(3) レニン阻害薬

1）薬

アリスキレン（ラジレス）がある。

2）作用機序

直接的にレニン分泌を阻害する。

3）有害作用

血管浮腫，アナフィラキシーショック，高カリウム血症などがある。

◆参　考◆

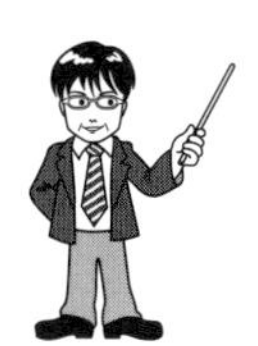

アルドステロンを阻害するスピロノラクトンやミネラルコルチコイドレセプター阻害薬であるエプレレノン（セララ）は利尿薬に分類されるが，アンジオテンシン変換酵素阻害薬，アンジオテンシンⅡ受容体拮抗薬，レニン阻害薬とともに，レニン–アンジオテンシン–アルドステロン系阻害薬と総称されることがある。

5.1.5　血管拡張薬

(1) 薬

ヒドララジン（アプレゾリン）などがある。

(2) 作用機序

動脈，細動脈の血管平滑筋に直接作用し，弛緩させる。

虚血性心疾患，大動脈弁や僧房弁の狭窄症のある患者には禁忌である。

(3) 副作用

全身性エリテマトーデス（SLE）類似症状，肝機能障害，黄疸などがある。

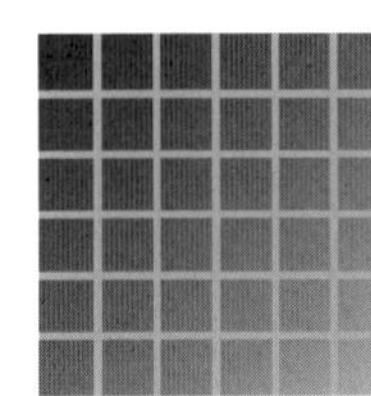

5.2 狭心症治療薬

狭心症は心臓の虚血により起こり，心筋の酸素消費量と酸素供給量とのバランスが崩れたときに生じる。狭心症には，心臓の冠状動脈が動脈硬化などにより心筋虚血を起こした状態で，身体の運動などで供給酸素量が間に合わずに誘発される**労作性狭心症**と，安静時に冠状動脈の攣縮（れんしゅく）（スパスム）によって血流量の低下による**異型（安静）狭心症**がある。狭心症の発作は，胸部の激しい痛みを伴い，心電図ではSTの変化が見られる。

狭心症の治療では，発作時には労作性狭心症であれ安静狭心症であれ，冠状動脈を拡張させ血流を多くしてO_2供給を増加させる，速効性の亜硝酸化合物が用いられる。

また，狭心症の予防として，心臓の働きを抑制してO_2需要を減らすβ受容体遮断薬が労作性狭心症に，冠状動脈のスパスムの予防にCa拮抗薬が用いられる。

5.2.1 亜硝酸化合物

亜硝酸化合物はニトロ基（$-NO_2$）を含む化合物で，冠血管を拡張させる。また，亜硝酸化合物は冠血管以外の末梢血管も拡張させるので，心臓への静脈環流量が減少し，心臓への負荷が軽減される。

(1) 薬

ニトログリセリン，硝酸イソソルビド，亜硝酸アミル

(2) 作用機序

細胞内に入った亜硝酸化合物がニトロ基を遊離し，これが一酸化窒素（NO）に変換されてグアニル酸サイクラーゼを活性化し，サイクリックGMPを蓄積させプロテインキナーゼを活性化し，最終的に細胞内遊離Ca^{2+}濃度を低下させて血管平滑筋を弛緩させる。

(3) 投与方法

狭心症発作時にはニトログリセリンや硝酸イソソルビドが舌下で投与され，口腔粘膜より直ちに吸収される。亜硝酸アミルは揮発性液体で鼻腔から吸入する。直ちに効果が発現するが，降圧作用も強く頭痛を起こしやすい。また，ニトログリセリンは軟膏やテープもあり，皮膚から

徐々に吸収され効果が持続する。

(4) 副作用

顔面紅潮，起立性低血圧，頭痛などがある。

5.2.2 β受容体遮断薬

β受容体遮断薬は交感神経系支配のもと，心筋細胞膜の興奮性を抑制し，心拍数を減少させ心筋収縮力を低下させて心筋の酵素需要を減少させる。したがって，労作性狭心症の発作予防に特に有効である。

5.2.3 Ca拮抗薬，冠血管拡張薬

Ca拮抗薬のうち，血管拡張作用の強いニフェジピン，ジルチアゼムは狭心症の予防に用いられる。特に血管のスパスムによって起こる安静狭心症の発作予防に効果を発揮する。また，ジピリダモール（ペルサンチン）は，直接平滑筋に作用して冠血管を拡張させる作用を有する。

表5.2 狭心症治療薬の分類

適　応		薬	作　用
発作時	亜硝酸化合物	ニトログリセリン 硝酸イソソルビド 亜硝酸アミル	冠血管を拡張して酸素供給量を増大
予防	労作狭心症に対して β受容体遮断薬	プロプラノロール （インデラル） アセブトロール （アセタノール）	心機能を抑制して酸素需要を減少
	安静狭心症（スパスム）に対して Ca拮抗薬	ニフェジピン （アダラート） ジルチアゼム （ヘルベッサー）	冠血管を拡張して酸素供給量を増大

5.3 抗不整脈薬

不整脈とは心臓の拍動異常をいう。何らかの原因でペースメーカー以外で興奮が起って心拍数が増加したり（頻脈），興奮伝達がブロックされて伝わらなくなり心拍数が減少したり（徐脈），正常リズム以外に心拍を生じる（期外収縮）場合が不整脈である。難治性の徐脈性不整脈の場合は，人工の心臓ペースメーカー，または心室細動では除細動装置などの医療機器が用いられる。

不整脈の治療には活動電位への作用に基づくVaughan Williamsの分類があり，心筋細胞膜安定化作用により異常興奮を除去するNa^+チャネル遮断薬のほかに，β受容体遮断薬，Ca^{2+}チャネル遮断薬（Ca拮抗薬）に分けられる。

表5.3　抗不整脈薬（Vaughan Williams）の分類

Ⅰ．Na+チャネル遮断薬（クラスⅠ）	
Ⅰa：	活動電位の最大立ち上がり速度を減少させ，活動電位持続時間（APD）を延長させる。 上室性，心室性不整脈の両方に使用される。 キニジン プロカイアミド（アミサリン） ジソピラミド（リスモダン）
Ⅰb：	活動電位の最大立ち上がり速度を減少させ，APDを短縮させる。 心室性不整脈に使用される。 メキシチレン（メキシチール） リドカイン（キシロカイン）
Ⅰc：	活動電位の最大立ち上がり速度を減少させ，APDを変化させない。 上室性，心室性不整脈の両方に使用される。 プロパフェノン（プロノン） ピルシカイニド（サンリズム）
Ⅱ．β受容体遮断薬（クラスⅡ）	
	プロプラノロール（インデラル） ランジオロール（オノアクト）
Ⅲ．心筋活動電位延長薬（クラスⅢ）	
	アミオダロン（アンカロン）
Ⅳ．Ca^{2+}チャネル遮断薬（クラスⅣ）	
	ベラパミル（ワソラン） ジルチアゼム（ヘルベッサー）

5.3.1 Na^+ チャネル遮断薬

Na^+ の心筋細胞内流入を抑制することにより心筋細胞膜を安定化する。

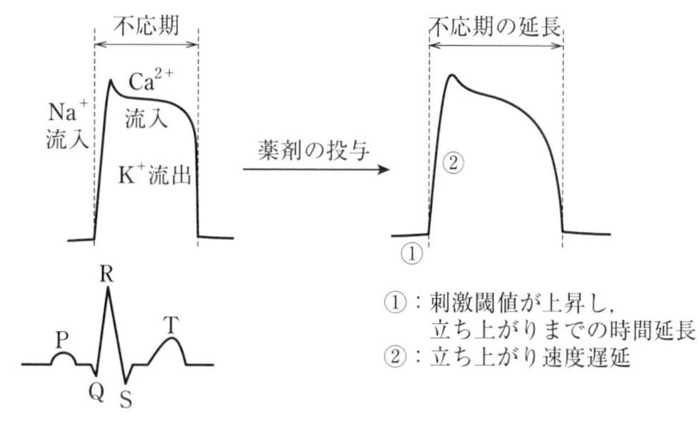

図 5.2　Na^+ チャネル遮断薬 Ia による活動電位の変化

(1) 薬

Ia 群：ジソピラミド（リスモダン），プロカインアミド（アミサリン），キニジンなど

Ib 群：メキシチレン（メキシチール），リドカイン（キシロカイン）など

Ic 群：プロパフェノン（プロノン），ピルシカイニド（サンリズム）

(2) 作用機序

Na^+ チャネル遮断薬は心筋細胞膜の Na^+ チャネルを遮断して心筋細胞膜を安定化し，異常な興奮を拒絶する。

Ia 群は Na^+ チャネルを遮断，K^+ チャネルを遮断して活動電位持続時間（APD（不応期））を延長させる。

Ib 群は Na^+ チャネルを遮断，K^+ チャネルは開口促進し，APD を短縮させる。

Ic 群は Na^+ チャネルを遮断するが，APD は延長させない。

(3) 臨床応用

ジソピラミドなどの Ia 群やプロパフェノンなどの Ic 群は，上室性，心室性不整脈の両方に使用される。一方，メキシチレンなどの Ib 群は心室性不整脈には効果があるが，上室性不整脈（心房細動，粗動）には効かない。

(4) 副作用

心循環器系では血圧低下，伝導障害，心室性頻脈などがあり，中枢神経系では頭痛，めまい，消化器系では悪心・嘔吐，下痢，肝機能障害などがある。

5.3.2　β受容体遮断薬

心臓の β_1 受容体遮断作用とキニジン様の膜安定化作用を有し，自動能や伝導性を低下させて不応期を延長する。心房細動，心房粗動，洞性頻脈などの上室性頻脈性不整脈に対し使用される。

プロプラノロール（インデラル），ランジオロール（オノアクト）などがある。

5.3.3　心筋活動電位延長薬

抗不整脈薬が無効な難治性，致死性不整脈に対して使用される。重篤な副作用を惹起する危険性があり，稀少疾病医薬品（オーファンドラッグ）として位置づけられている。

アミオダロン（アンカロン）などがある。

5.3.4　Ca^{2+} チャネル遮断薬（Ca 拮抗薬）

Ca 拮抗薬のうち，心機能抑制作用の強いものは抗不整脈薬として用いられる。心臓抑制作用は心臓の膜電位依存性の Ca^{2+} チャネル阻害により，洞結節の自動能を抑制し房室結節の伝導を抑制することによる。頻脈性不整脈に用いられる。

ベラパミル（ワソラン），ジルチアゼム（ヘルベッサー）などがある。

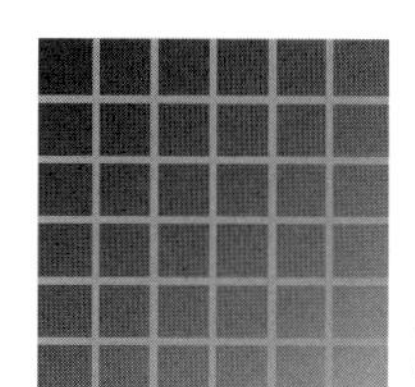

5.4 強心薬

心臓は1分間に約5Lの血液を全身に送り出す。このポンプ機能が低下すると末梢臓器に必要な血液が供給されなくなり，うっ血，浮腫を伴う心不全状態となる。

強心薬は心臓の収縮力を高めることにより，心拍出量を増加させ心不全を改善しようとする薬物で，ジギタリス製剤が古くから用いられている。

5.4.1 強心配糖体

(1) ジキタリス

ジギタリス（和名：キツネノテブクロ）はステロイド骨格と糖からなる構造を持ち，強心作用を有するので強心配糖体といわれる。ジギトキシンとジゴキシンがよく知られている。

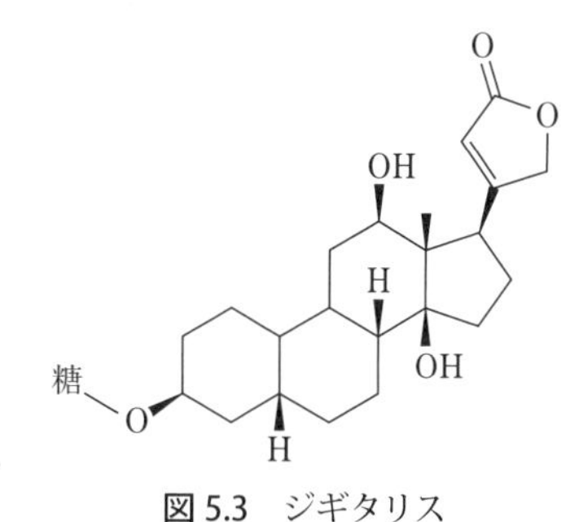

図 5.3 ジギタリス

(2) 作用機序

ジギタリスの主な作用は心筋収縮力の増強と徐脈である。その作用機序は，心筋細胞膜に存在する Na^+, K^+-ATPase を阻害することで細胞内 Na^+ 量が増加する。この Na^+ の増加により Na^+-Ca^{2+} 交換系（細胞外 Na^+ を取り入れ，細胞内 Ca^{2+} を出す）の働きが低下し，その結果，細胞内遊離 Ca^{2+} が増加し，筋収縮が増強する。また，頸動脈洞反射や心臓反射による迷走神経を介した心臓抑制により徐脈をきたし，心筋の興奮性を低下させ刺激伝導系を抑制する。

以上より，心臓はゆっくりと強く収縮し，末梢にうっ滞していた血液を押し出し，循環不全が改善されて利尿がつき浮腫が軽減する。

まとめると，

① 心筋の収縮力を高める。
② 迷走神経を介した心臓機能抑制により徐脈をきたす。
③ 刺激伝道系の興奮伝導速度を低下させる。
④ 循環不全の改善による利尿作用により浮腫を減少させる。

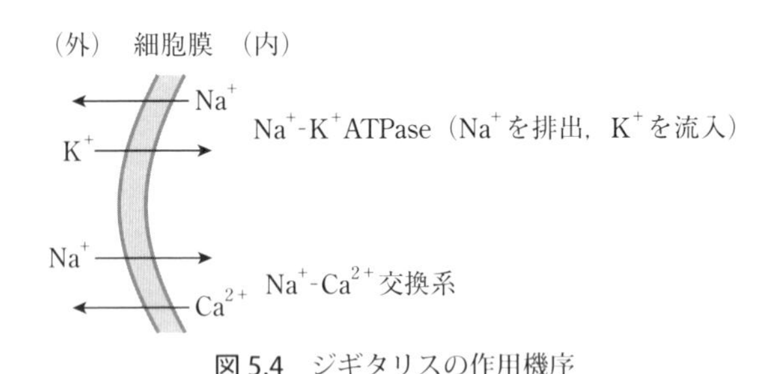

図 5.4　ジギタリスの作用機序

(3) 臨床応用

以下の2つの疾患に用いられる。
(1) うっ血性心不全
(2) 心房細動，発作性上室性頻拍

(4) 副作用

ジギタリスの有害作用としては，心臓に対する作用と胃腸障害がある。ジギタリス投与中に起こる心電図の変化としては，徐脈，ST，T波の低下または逆転，PQ間隔の延長があり，さらに蓄積すると房室ブロック，期外収縮が出現する。また，食欲不振，悪心・嘔吐などの消化器症状が頻発する。

ジギタリスの有害作用は**低カリウム血症**で強くなる。特にサイアザイド利尿薬やループ利尿薬との併用時には気を付けなければならない。ジギタリス中毒による不整脈が出現したときには，血中カリウム値を測定し，ジギタリス製剤の投薬中止またはカリウム製剤の投与が必要である。また，腎障害，肝障害の患者ではジギタリスの排泄が遅れ，中毒をきたしやすい。

ジギトキシンは血中タンパクとの結合率が95%と高く，半減期が6日と長いため蓄積を起こしやすい。一方，ジゴキシンはタンパク結合率が低く，半減期も短い。ジギタリス製剤は有効量と中毒量との差が比較的小さいので中毒を起こしやすい（安全域が狭い）。

5.4.2 カテコールアミン製剤

急性心不全による循環不全に対し，アドレナリン作動薬のエピネフリンやイソプロテレノール（β作動薬）は，選択性がなく心臓以外にも作用するため，心不全治療薬としては使いにくい。一方，ドパミンやドブタミンはβ_1受容体に選択的に作用するので，血管収縮作用も弱く使用しやすい。

ドパミンは心筋のβ_1受容体に直接作用するほか，交感神経終末からノルエピネフリンを放出し心筋収縮力を増強する。また，ドブタミンはβ_1受容体選択性が大きく，心筋収縮力増強作用は強い。

課　題

1. ジキタリスの作用機序と有害作用についてまとめなさい。
2. Ca^{2+}拮抗薬の作用機序を記し，3つの使用用途に分類しなさい。
3. 狭心症を分類し，それぞれの予防薬を記しなさい。

確認問題

1. 狭心症には，冠状動脈が動脈硬化などにより狭窄し心筋虚血を起こした状態の（　①　）と冠状動脈の攣縮による（　②　）がある。
2. 狭心症発作時に（　　　）が舌下投与される。
3. （　　　）は，アンジオテンシンⅠからアンジオテンシンⅡへの変換を阻害し，後負荷を軽減する。
4. 頻脈性心房細動を合併する心不全患者にもっとも良い適応となるのが（　①　）である。その作用機序は（　②　）である。
5. 高血圧とは，収縮期血圧が（　①　）以上または拡張期血圧が（　②　）以上をいう。
6. 高血圧治療薬は，主に（　①　），（　②　），（　③　），（　④　）に分類される。

第6章
腎臓作用薬

腎臓は尿を生成することにより体液の恒常性を保ち，生命維持の役割を担う。腎臓は尿生成以外にも，血圧上昇に関与するホルモン（レニン）を生成し，ビタミンDの活性化（ビタミンD_3）を行ってカルシウムバランスを維持し，エリスロポエチンを分泌して赤血球の産生を促している。

学習目的

腎臓に作用する薬のうち利尿薬について，利尿薬の作用部位，作用機序，副作用について学ぶ。

学習内容

1. 浸透圧利尿薬，炭酸脱水素酵素阻害薬
2. サイアザイド利尿薬
3. ループ利尿薬
4. カリウム保持性利尿薬
5. 水利尿薬

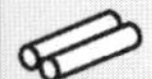
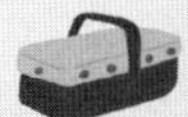

6.1 尿生成のしくみ

腎臓には心臓から拍出される血液量（5 L/min）のうち約 20%（1 L/min）が腎動脈から流入する。この血液はネフロンの糸球体で濾過されて（原尿 100 mL/min，分子量 50.000 以下の物質は通過），近位尿細管からヘンレ係蹄，遠位尿細管，集合管へと流れる間に再吸収や分泌により尿が生成される。

水分とナトリウムは，近位尿細管では約 70%，ヘンレ係蹄では 15〜20%（下行脚では水，上行脚ではナトリウム），残りが遠位尿細管（水分，ナトリウム）と集合管（水分）で再吸収され，原尿が尿細管を通過する間に約 99%が再吸収され，残りの 1%が尿として排泄される。ネフロンは左右の腎臓に合計約 200 万個存在する。

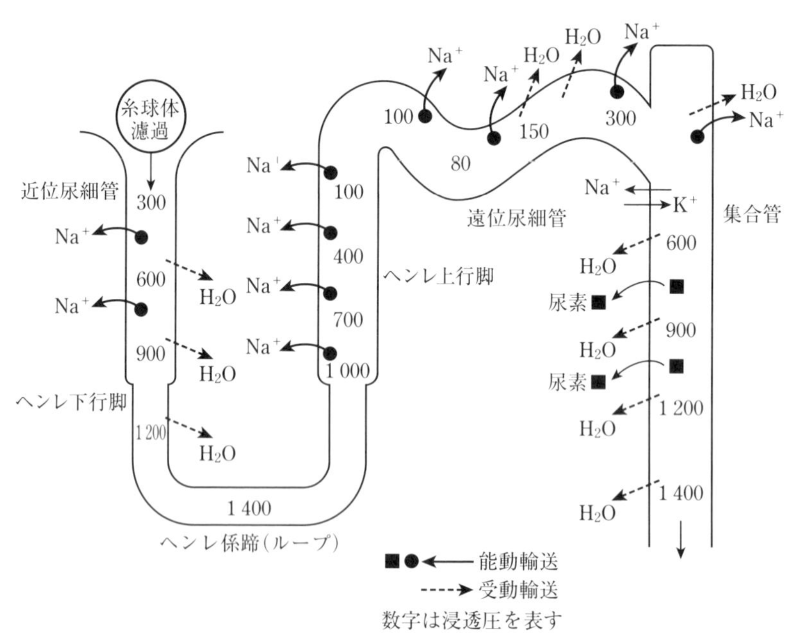

図 6.1　尿細管における尿生成

6.2 利尿薬

利尿薬とは，腎臓の尿細管に作用して尿中へのナトリウムや水分の排泄を増加させる薬物である。主に浮腫や高血圧症の治療に使用される。

6.2.1 浸透圧利尿薬

浸透圧利尿薬とは，糸球体を濾過されて通過するも尿細管でほとんど再吸収を受けず，それ自体は薬理作用を持たない物質である。

(1) 薬

マンニトール（マンニットールS），グリセリン（グリセオール）

(2) 作用機序

糸球体通過後，尿細管腔内において原尿浸透圧を上昇させる。浸透圧物質が管腔内に存在すると，管腔内浸透圧が上昇するため，等張性を保つために正味のナトリウムおよび水の再吸収量が減少する。

高血圧治療だけでなく，脳浮腫や眼圧亢進状態などの治療にも用いられる。

(3) 副作用

乳酸アシドーシス，低カリウム血症，口渇，悪心・嘔吐などがある。

6.2.2 炭酸脱水酵素阻害薬

アセタゾラミドは，近位尿細管において次の反応を触媒する炭酸脱水酵素を阻害する。

$$CO_2 + H_2O \overset{\text{炭酸脱水素酵素}}{\rightleftarrows} H_2CO_3 \overset{\text{非酵素的反応}}{\rightleftarrows} H^+ + HCO_3$$

(1) 薬

アセタゾラミド（ダイアモックス）

(2) 作用機序

近位尿細管上皮細胞で炭酸脱水酵素の阻害により水素イオン（H^+）濃度の低下を招き，H^+ 分泌と交換に再吸収される Na^+ 量が抑制される（H^+-Na^+ 交換系）。

しかし，この系の Na^+ 再吸収抑制に伴う利尿作用は弱いため，アセタゾラミドの利尿薬として臨床使用はほとんどない。
緑内障における眼圧低下などに用いられる。

(3) 副作用

代謝性アシドーシスなどがある。

6.2.3 ループ利尿薬

尿細管のヘンレの上行係蹄においてはNa^+，K^+，Cl^-が能動輸送により再吸収される。それに伴い間質が高張になるため，透水性の高いヘンレの下行係蹄から水が移動するため，尿細管中の尿は濃縮される。

(1) 薬

フロセミド（ラシックス）などがある。

(2) 作用機序

ループ利尿薬は利尿薬のなかでももっとも強力に作用する。ヘンレループの上行脚においてNa^+とCl^-の再吸収を抑制する。このことにより，遠位尿細管を経て集合管における浸透圧勾配に依存した水の再吸収が抑制され，大量の希薄な尿が排泄される。
主に，心不全，腎不全に伴った浮腫の治療に適用される。

(3) 副作用

強力な利尿作用による急性の脱水症および電解質異常を起こしやすく，特に低ナトリウム血症や低カリウム血症に注意を要する。また，ループ利尿薬の大量使用は難聴を生ずる。

6.2.4 サイアザイド（チアジド）系利尿薬

遠位尿細管ではNa^+，Cl^-の再吸収が行われているが，**サイアザイド利尿薬**はNa^+，Cl^-の再吸収を阻害する。

(1) 薬

トリクロルメチアジド（フルイトラン）などがある。

(2) 作用機序

サイアザイド利尿薬は中等度の利尿作用で，フロセミドほど強くない。遠位尿細管前半部に作用してNa^+，Cl^-の再吸収を抑制する。そのため尿細管内は高張となり，それを補正（希釈）するために周囲の間質から水分が入り尿量が増す。
なお，遠位尿細管にはNa^+を再吸収しK^+を分泌するNa^+-K^+交換系が存在するが，サイアザイド利尿薬により影響は受けない。

(3) 副作用

低カリウム血症，アルカローシス，高尿酸血症や耐糖能の低下がある。

6.2.5 カリウム保持性利尿薬

副腎皮質から分泌されるアルドステロンは，遠位尿細管および皮質部集合管において腎上皮細胞 Na^+ チャネルに作用し，Na^+ の再吸収を促進する。この Na^+ の再吸収により尿細管腔はマイナス電荷が強くなるため，H^+，K^+ のプラス電荷が尿細管腔に分泌される。一方，尿細管腔から再吸収された Na^+ は尿細管上皮細胞内で K^+ と交換され（Na^+-K^+ 交換系），交換された K^+ は尿細管腔に分泌される。アルドステロンはこの Na^+-K^+ 交換系を促進する。

(1) アルドステロン拮抗薬

1) 薬

スピロノラクトン（アルダクトン A）などがある。

2) 作用機序

スピロノラクトンはアルドステロン受容体に結合してアルドステロン作用を阻害し，ナトリウム利尿とともに K^+ 排泄を抑制する。

利尿作用は弱いが高カリウム血症をきたすことから，カリウム保持性利尿薬に分類される。

3) 副作用

高カリウム血症などがある。

(2) トリアムテレン

1) 薬

トリアムテレン（トリテレン）などがある。

2) 作用機序

アルドステロン受容体への拮抗作用とは関係なく，遠位尿細管および皮質部集合管に存在する腎上皮 Na^+ チャネルを阻害し，尿中の Na^+ 再吸収を抑制する。その結果，K^+ 分泌が抑制される。

カリウム保持性利尿薬は利尿作用が弱いが，サイアザイド利尿薬やループ利尿薬による低カリウム血症を防ぐために用いられる。

3) 副作用

高カリウム血症がある。スピロノラクトンでは女性化乳房が見られることがある。

6.2.6 水利尿薬

上記 6.2.1～6.2.5 項の利尿薬はすべてナトリウムを排泄する機能を有する**塩類喪失型利尿薬**である。塩類喪失型利尿薬に対する分類として，**水利尿薬**が存在する。

(1) 薬

トルバプタン（サムスカ）などがある。

(2) 作用機序

水利尿薬は，脳より分泌されたバゾプレッシン（抗利尿ホルモン）が腎集合管のバゾプレッシン V_2 受容体に結合するのを競合阻害し，自由水（electorlyte-free water）の再吸収を阻害することで，水の排泄（水利尿）を促進する。

低用量では，心不全，肝硬変での体液貯留に適応があり，水利用を促進する目的で使用される。また高用量（30 mg 錠を使用）では常染色体優性多発性嚢胞腎の進行の抑制に適応があり，この際の水利尿効果は副作用として扱われることとなる。

(3) 副作用

口渇，便秘，脱水，腎不全，血栓塞栓，高 Na 血症などがある。

表 6.1　主な利尿薬の作用部位と有害作用

医薬品（商品名）	作用部位	作用の強さ	有害作用
浸透圧利尿薬 マンニトール（マンニットール S） グリセリン（グリセオール）	近位尿細管	弱い	頭痛，悪心・嘔吐
炭酸脱水酵素阻害薬 アセタゾラミド （ダイアモックス）	近位尿細管	弱い	代謝性アシドーシス
ループ利尿薬 フロセミド （ラシックス）	ヘンレループ上行脚	強い	低ナトリウム血症，低カリウム血症，アルカローシス，尿酸値上昇
サイアザイド系利尿薬 トリクロルメチアジド （フルイトラン）	遠位尿細管	中等度	低カリウム血症，高カルシウム血症，尿酸値上昇，高脂血症，耐糖能異常
カリウム保持性利尿薬 スピロノラクトン （アルダクトン A） トリアムテレン （トリテレン）	遠位尿細管，集合管	弱い	高カリウム血症，低ナトリウム血，アシドーシス，尿素窒素の上昇，女性化乳房，消化器症状
水利尿薬 トルバプタン （サムスカ）	集合管		高ナトリウム血症，肝機能異常など

課　題

1. 腎臓の構造を記しなさい。

2. 腎臓の機能をまとめなさい。

3. 各種利尿薬の作用部位および有害作用についてまとめなさい。

確認問題

1. 腎臓には毎分（　①　）Lの血液が流れ込み，糸球体で毎分（　②　）mL濾過され，尿細管で再吸収されたのち，その約（　③　）%が尿として排泄される。

2. 利尿薬でもっとも強い利尿作用を有するものは（　　　）利尿薬である。

3. 低カリウム血症を防止する目的には（　　　）利尿薬が用いられる。

第7章

血液作用薬

血液は血漿成分と血球成分からなる。血球成分には赤血球，白血球，血小板があり，生体におけるさまざまな機能の恒常性を維持するのに重要な役割を果たしている。また，血液は凝固系と線溶系のバランスを保ちながら循環している。

学習目的

造血薬の分類について学び，その作用機序を理解する。また，血液の凝固薬および止血薬について学ぶ。

学習内容

1．赤血球造血（貧血治療薬），白血球造血（顆粒球コロニー刺激因子，マクロファージコロニー刺激因子）

2．止血薬

血液凝固カスケード

3．抗血栓薬

抗凝固薬，血栓溶解薬，抗血小板薬

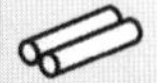

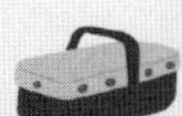

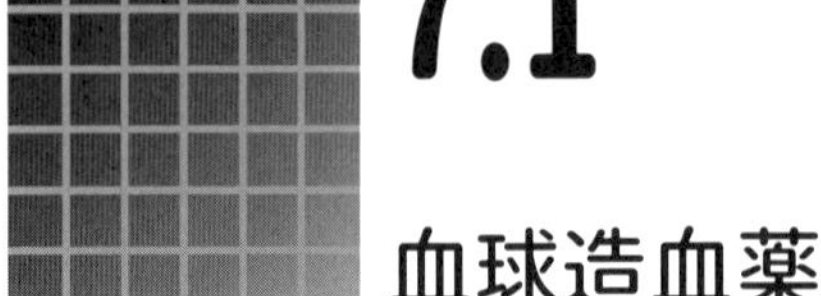

7.1 血球造血薬

7.1.1 赤血球造血薬（貧血治療薬）

血液中の赤血球数の減少や赤血球内のヘモグロビン（Hb）含量の低下が起こると細胞，組織が酸素不足に陥り，全身倦怠感，疲労感，息切れなどが起こる。このような症状を貧血（Anemia）という。貧血の原因はさまざまで，鉄欠乏による貧血，ビタミン B_{12} や葉酸不足による貧血，造血ホルモン不足による貧血，そのほかに再生不良性貧血などがあるが，主に欠乏したものを補う補充療法となる。

(1) 鉄欠乏性貧血

赤血球の Hb を合成するには鉄が必要で，Hb には体内の鉄分のおよそ 70％が含まれる。そのため鉄が欠乏すると正常な Hb が合成できず赤血球の寿命も短くなり，貧血となる。それにより赤血球は小型化し，小球性低色素性貧血が特徴となる。

1）薬

経口：フマル酸第一鉄（フェルム）などがある。

注射：含糖酸化鉄（フェジン）などがある。

静脈注射の場合にはショックなどが見られることがあるので，注意をしなければならない。

2）副作用

悪心，吐き気，胸やけ，便秘，下痢などがある。なお，体内に吸収されなかった鉄分により便は黒色となる。消化器系の潰瘍や癌による出血も黒色便となる。

(2) 巨血芽球性貧血

ビタミン B_{12} と葉酸はデオキシリボ核酸（DNA）合成の際に補酵素として重要な働きをする。これらのどちらかあるいは両方が欠乏すると，DNA 欠乏による大球性の悪性貧血となる。

貧血の原因は DNA 合成がうまくいかないため，赤芽細胞の細胞分裂が遅くなり巨赤芽球ができる。末梢での赤血球数は減少し，巨大赤血球が見られる大球性高色素性貧血が特徴である。

食物中のビタミン B_{12} は胃壁細胞より分泌される糖タンパクの内因子と結合し，回腸より吸収される。胃摘出や回腸の疾患では吸収が低下し，ビタミン B_{12} の欠乏状態になる。

1）薬

シアノコバラミン（ビタミン B_{12}）などがある。

2）副作用

過敏症などがある。

(3) 腎性貧血

腎臓から赤血球の造血ホルモンであるエリスロポエチンが分泌される。エリスロポエチンは骨髄の赤芽球系前駆細胞に働き，赤芽球への分化を促進する。腎臓が悪くなるとエリスロポエチン分泌が低下し貧血を招く。

エリスロポエチン（遺伝子組み換えヒトエリスロポエチン製剤）は貧血を伴う腎不全患者に投与される。

1）薬

エポエチンアルファ（エスポー），エポエチンベータ（エポジン）などがある。

2）副作用

ショック，アナフィラキシーショック，血圧上昇，掻痒感などがある。

7.1.2 白血球造血薬

顆粒球コロニー形成刺激因子（G-CSF）は顆粒球マクロファージ系前駆細胞に働き，好中球への分化と増殖を促す。骨髄移植時の好中球数の増加促進，癌化学療法・骨髄異型性症候群・再生不良性貧血などによる好中球減少症の治療に用いる。好中球減少症患者のみに限定して使用する。有害作用として，ショック，過敏症が起きる場合がある。

マクロファージコロニー刺激因子（M-CSF）は単球マクロファージ系の前駆細胞に作用し，その分化・増殖を促進する。

(1) 薬

G-CSF 製剤：レノグラスチム（ノイトロジン），フィルグラスチム（グラン）などがある。

M-CSF 製剤：ミリモスチム（ロイコプロール）がある。

(2) 副作用

G-CSF 製剤ではショック，間質性肺炎，胸痛などがあり，M-CSF 製剤ではショック，発熱，発疹，手指・顔のしびれなどがある。

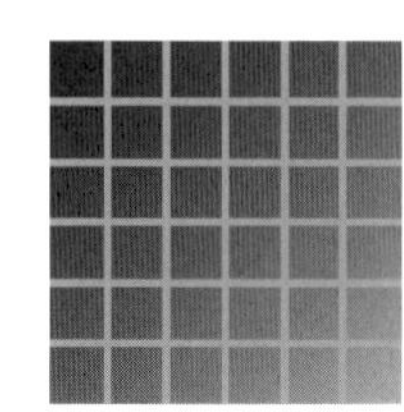

7.2 止血薬

止血（**血液凝固**）は血管の収縮と血小板の活性化から始まる。血管内皮細胞が剥がれ露出したコラーゲンに血小板が粘着し，その血小板に別の血小板が凝集して血管の損傷部を覆う。しかし，血小板が粘着凝集しただけでは栓としては弱いため，次に血液凝固カスケードが動く（図7.1）。このカスケードによりできたフィブリン網が血小板粘着凝集塊を補強し，血栓（白色）を生成する。

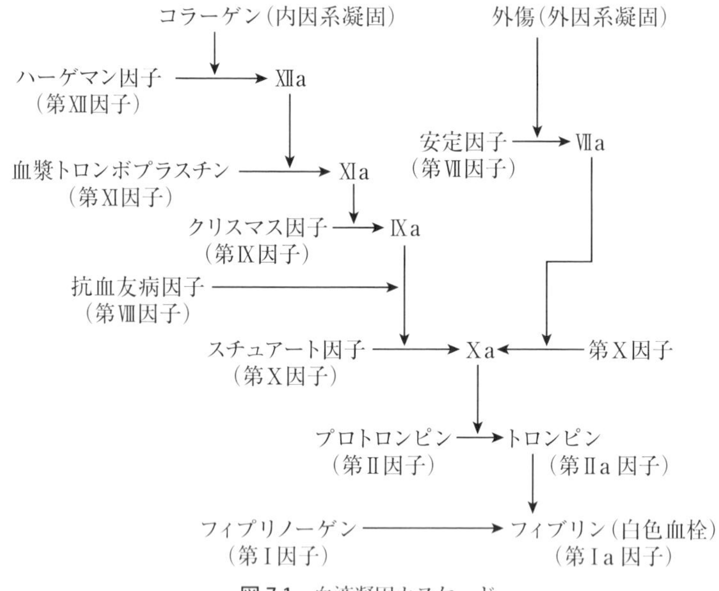

図 7.1　血液凝固カスケード

7.2.1　血管収縮薬

エピネフリンはアドレナリン α_1 作用により血管を収縮させる。手術時の微小血管の止血や鼻出血の止血などに用いられる。

(1) 薬

アドレナリン（ボスミン）などがある。

(2) 副作用

心悸亢進，不整脈，肺水腫，頭痛などがある。

7.2.2　ビタミンK群

ビタミンKは脂溶性のビタミンである。ビタミンK_1は食事から得られ，ビタミンK_2は腸内細菌により作られる。いずれも胆汁酸とともに小腸より吸収され，肝臓で血液凝固カスケードの第Ⅱ因子（プロトロンビン），Ⅶ因子（安定化因子），Ⅸ因子（クリスマス因子），Ⅹ因子（スチュアート因子）を合成する酵素の補酵素となる。

一般に，胆管や小腸に障害がある場合や抗生物質投与により腸内細菌が死滅すると，この欠乏症が起きやすい。

(1) 薬

フィトナジオン（カチーフN）などがある。

(2) 副作用

ショック，過敏症，顔面紅潮，悪心・嘔吐などがある。

7.2.3　トロンビン

止血が困難な小血管，毛細血管，組織，臓器からの出血を止めるために，出血箇所に生理食塩液に溶解した**トロンビン**を噴霧，あるいは粉末のまま散布する。局所用として使用する。

トロンビンを血管内に誤って投与すると，血液を凝固させたりアナフィラキシーを起こすことがある。トロンビンが血管内に流入すると，微量であっても血栓や塞栓を形成する可能性がある。

(1) 薬

トロンビン，ゼラチン（スポンゼル）などがある。

(2) 副作用

ショック，アナフィラキシーショック，過敏症などがある。

7.2.4　抗プラスミン薬

抗プラスミン薬はプラスミンやプラスミノーゲンのフィブリンに親和性のある部位と強く結合し，プラスミンやプラスミノーゲンがフィブリンと結合するのを阻止する。

抗プラスミン薬は，術後の出血，線溶亢進や異常出血の際に用いる。血栓症を起こすことがあるので十分な注意が必要である。

(1) 薬

トラネキサム酸（トランサミン）などがある。

(2) 副作用

ショック，悪心，嘔吐，下痢などがある。

7.2.5 血管強化薬

血管強化薬は細血管の血管透過性を抑制し血管の圧抵抗を増強することによって，血液凝固系・線溶系に影響せず出血時間を短縮する。細血管からの出血時に用いられる。

(1) 薬

カルバゾクロムスルホン酸ナトリウム（アドナ）などがある。

(2) 副作用

発疹，ショックなどがある。

◆参　考◆

血液製剤と移植片対宿主病（GVHD）

ヒトの血液を材料として得られる薬剤を血液製剤という。血液製剤には，全血製剤（全血製剤-LR など），血液成分製剤（赤血球濃厚液-LR，濃厚血小板-LR，新鮮凍結血漿-LR など）と血漿分画製剤（免疫グロブリン製剤，アルブミン製剤，凝固因子製剤など）があり，全血製剤と血液成分製剤は輸血として取り扱われるものである。

血液製剤に含まれる血液提供者のリンパ球が受血者の体内で増殖し組織を攻撃，破壊するのが移植片対宿主病（GVHD：Graft versus host disease）である。全血製剤や血液成分製剤の輸血後に見られた疾患である。近年，GVHD 対策として赤血球濃厚液-LR のように，LR つまりフィルターを用いて白血球を除去（Leukocytes reduced）したものや，照射赤血球濃厚液-LR のように，放射線を照射してリンパ球の機能を抑えたものが使用される。

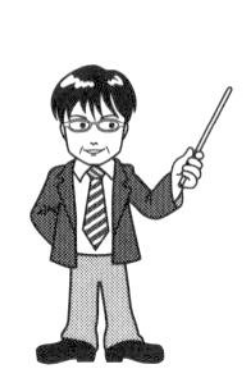

7.3 抗血栓薬

抗凝血薬としてアンチトロンビンを活性化し，血栓の生成・延伸を抑えるものや，血液凝固カスケード反応の酵素の産生を抑えるもの，また，血液凝固カスケードのコファクターであるカルシウムとキレートを作るものがある。さらに**血栓溶解薬**としてプラスミノーゲンを活性化し血栓を溶解させるもの，**抗血小板薬**として血小板の凝集を抑制するものがある。

7.3.1 抗凝血薬

(1) ヘパリン

ヘパリンはムコ多糖類からなり，硫酸残基を有する酸性物質である。血液抗凝固因子のアンチトロンビンⅢ（AT-Ⅲ）と結合し，その作用を増強させる。

深部静脈血栓症をはじめとするさまざまな血栓や塞栓，また，播種性血管内血液凝固症候群（DIC）のような凝固系亢進状態の治療，その他，体外循環治療時の抗凝固剤としてや血液検査時の採血における血液凝固防止にも用いる。

半減期は1～2時間である。ヘパリンの中和剤として塩基性タンパク質である硫酸プロタミンを投与する。

1）薬

ヘパリンナトリウム（ノボ・ヘパリン）などがある。

2）副作用

出血，ショック，アナフィラキシーショックなどがある。

(2) ワルファリン

血液凝固第Ⅱ，Ⅶ，Ⅸ，Ⅹ因子の合成はビタミンKを補酵素とする酵素が行う。ワルファリンはこのビタミンKの働きを阻害する。したがって，血栓塞栓の溶解作用はないが，血栓塞栓の寿命を縮める。

ワルファリンはタンパク結合率が95%以上と高く，そのため他の薬物を併用しているときにはその併用薬をアルブミンから遊離させ，薬理作用を増強させる。ワルファリンを服用している患者は，併用薬を確認する必要がある。

1）薬

ワルファリンカリウム（ワーファリン）などがある。

2）副作用

出血，皮膚壊死，掻痒感などがある。

(3) クエン酸ナトリウム

血液凝固カスケードでは Ca^{2+} が重要な働きをしている。クエン酸はキレート剤であり，Ca^{2+} と強く結合する。

主に血液検査で採血するとき，血液凝固を阻止するために注射器に少量のクエン酸ナトリウムを混ぜたり，また，輸血用採決液の凝固防止（輸血用クエン酸ナトリウム）にも用いる。

7.3.2 血栓溶解薬

血栓溶解薬として組織プラスミノーゲンアクチベータ（t-PA）やウロキナーゼがある。t-PA は遺伝子組み換えで作られ，ウロキナーゼは尿から得られる。いずれもプラスミノーゲンを活性化しプラスミンにすることにより血栓・塞栓を溶解する。

心筋梗塞急性期に冠状動脈の血栓を溶解し，壊死拡大を阻止する。脳血栓，肺血栓塞栓症，深部静脈血栓症，急性動脈閉塞症などにも適用する。主に静脈点滴による投与だが，冠動脈血栓に対しては冠動脈内投与する。

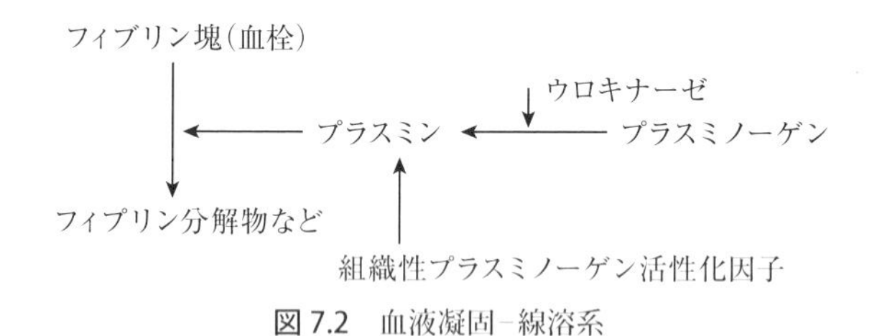

図 7.2　血液凝固−線溶系

(1) 薬

t-PA はアルテプラーゼ（アクチバシン）などがある。また，ウロキナーゼ（ウロナーゼ）などがある。

(2) 副作用

脳出血，消化管出血，その他の出血，ショックなどがある。

7.3.3 抗血小板（血小板凝集阻止）薬

活性化した血小板が放出するトロンボキサン A_2（TXA_2）は，血小板の凝集反応を促進するとともに，血管平滑筋を収縮させることによって止血を行う。この TXA_2 は血小板の細胞膜のアラキドン酸よりシクロオキシゲナーゼによって合成される。アスピリンはシクロオキシゲナーゼ（COX）を可逆的に阻害し，TXA_2 の産生を抑える（図 8.1 参照）。アスピリンは心筋梗塞，脳血栓などの予防に用いられる。

オザグレルは選択的にトロンボキサン合成酵素を阻害し，血小板凝集作用を有する TXA_2 の合成を抑制する。

チクロピジン（パナルジン）は ADP の作用を阻害し，サイクリック AMP（C-AMP）合成を促し，血小板凝集を阻止する。ADP 依存性の血小板凝集（一次凝集と二次凝集）を阻害する。アスピリンとは異なり，プロスタグランジン代謝には関係しない。さまざまな血流障害に伴う血栓・塞栓の防止に用いられる。出血している患者に使用してはならない。

(1) 薬

COX 阻害薬：アスピリン（バッファリン）などがある。

トロンボキサン合成酵素阻害薬：オザグレル（カタクロット）などがある。

血小板 C-AMP 合成：チクロピジン（パナルジン）などがある。

(2) 副作用

出血傾向，無顆粒球症，汎血球減少症，発疹，ショックなどがある。

課　題

1. 図 7.1 を参考に血液凝固カスケードを詳しく記しなさい。
2. 図 7.2 を参考に血液凝固線溶系を詳しく記しなさい。
3. 抗凝血薬を分類し，それぞれの作用機序を記しなさい。

確認問題

1. 鉄欠乏症性貧血は頻度の高い貧血で，（　①　）の摂取不足により（　②　）合成が障害されて起こる。その特徴は（　③　）性貧血である。
2. 腎性貧血は造血ホルモンである（　　　）の産生低下により起こる。
3. 再生不良性貧血は（　　　）の造血幹細胞の異常で，赤血球や血小板が減少する。
4. 急性心筋梗塞では（　①　）薬を早く静脈内投与し血流を回復させる。また，心筋梗塞，脳梗塞など（　②　）亢進傾向の再発防止には，血小板凝集を抑制する（　③　）などが使用される。
5. ヘパリンは血中（　①　）と結合し，その作用を増強させる。播種性血管内血液凝固症候群（DIC）などの（　②　）形成防止に用いられる。
6. 止血薬には，局所的に散布する（　①　）や血液凝固因子の合成酵素の補酵素として働く（　②　），また，プラスミンやプラスミノーゲンがフィブリンと結合するのを阻止する（　③　）などがある。

第8章
抗炎症薬

アレルギーは外的侵害に対し免疫反応が過剰に起こる反応であり，炎症は生体に侵入した病原体や組織などに加えられた刺激に対し，生体が防御する反応である。

学習目的

アレルギー反応と炎症反応を理解し，抗アレルギー薬と抗炎症薬の分類，作用機序，副作用について学ぶ。

学習内容

1．抗アレルギー薬

H_1 遮断薬（第一世代），選択的 H_1 遮断薬（第二世代），ケミカルメディエイター遊離抑制薬

2．抗炎症薬

非ステロイド系抗炎症薬（NSAIDs），ステロイド性抗炎症薬

3．痛風治療薬

尿酸の生成抑制と排泄促進

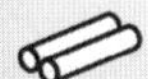
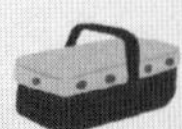

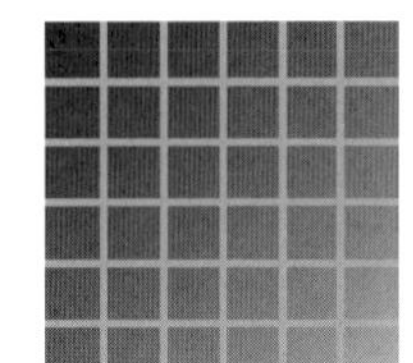

8.1 アレルギーと抗アレルギー薬

8.1.1 アレルギー

アレルギー反応とは，生体の免疫反応が異物に対し過剰に働き，みずからの細胞，組織を侵害し有害な反応が起こることをいう。アレルギー反応はⅠ型（アナフィラキシー・アトピー型：鼻アレルギー，蕁麻疹（じんましん），薬剤アレルギー，喘息など），Ⅱ型（細胞障害型），Ⅲ型（抗原抗体複合物による反応型），Ⅳ型（細胞性免疫型，遅延反応型）に分類される。

8.1.2 抗アレルギー薬

抗アレルギー薬はアレルギー機序のいずれかを抑制してアレルギー反応を抑えるが，一般に狭義の抗アレルギー薬はⅠ型アレルギーの抑制薬を指す。重症のアレルギー疾患の治療には副腎皮質ステロイド薬が用いられるが，副腎皮質ステロイド薬の連用は重篤な有害作用を招くことも多く，注意が必要である。

Ⅰ型アレルギーのうち，皮膚のかゆみや鼻炎での鼻水，くしゃみなどにはヒスタミンが関与している。ヒスタミンは肥満細胞，好塩基球内に顆粒として貯蔵されており，胃における胃酸分泌を促進したり，中枢神経系では伝達物質としても機能する。Ⅰ型アレルギーではIgE抗体に感染した肥満細胞に抗原が結合すると，ヒスタミンが遊離しアレルギー反応が起こる。たとえば，気管支では喘息，血管平滑筋では蕁麻疹などである。

(1) ヒスタミン

ヒスタミンは細胞膜にある受容体に結合し作用を発揮する。その受容体にはH_1受容体とH_2受容体がある。

1) H_1受容体を介する作用

① 平滑筋：気管支，腸管の平滑筋を収縮する（喘息）。

② 血管：細動脈，細静脈の拡張と，細静脈における血管透過性を亢進する。湿疹，蕁麻疹，紅斑，浮腫

③ 痛覚神経終末：知覚神経を刺激して強いかゆみを生じる。

2) H_2受容体を介する作用

胃粘膜にあるH^+，K^+-ATPase（プロトンポンプ）を活性化し，胃酸，ペプシンの分泌を促進する。胃炎や胃潰瘍に用いられる。

(2) 抗ヒスタミン薬

抗ヒスタミン薬にはヒスタミン H_1 受容体に作用しヒスタミンの結合を阻止するものと，H_2 受容体に作用するものがある。H_2 受容体を遮断する薬は胃薬として用いられる（詳細は第 11 章参照）。

1) H_1 受容体遮断薬（第一世代）

抗ヒスタミン作用を有するが，同時に副作用として眠気と口渇を招く。

① H_1 受容体拮抗作用：H_1 受容体を遮断し，気管支，血管平滑筋の収縮を抑制し，血管透過性を抑制する。

② 中枢神経系抑制作用（セロトニン受容体遮断，アドレナリン受容体遮断）：ヒスタミン受容体とは無関係に中枢神経系を非特異的に抑制し，催眠作用を生じる。また，乗り物酔いなどの悪心・嘔吐を抑える。

③ 抗アセチルコリン作用（ムスカリン受容体遮断）：アトロピン様作用があり，口渇などが見られる。

ジフェンヒドラミン（レスタミンコーワ），クロルフェニラミンマレイン酸（ポララミン）などがある。

2) 選択的 H_1 遮断薬（第二世代）

近年，②の中枢神経系の抑制による催眠作用を軽減した H_1 受容体遮断薬が汎用されている。

フェキソフェナジン（アレグラ），メキタジン（ゼスラン）などがある。

3) ケミカルメディエイター遊離抑制薬

抗原抗体反応により生じる肥満細胞の脱顆粒を抑制するヒスタミン遊離抑制薬（ケミカルメディエイター遊離抑制薬）も抗ヒスタミン薬として汎用されている。

ケトチフェンフマル酸塩（ザジテン），クロモグリク酸ナトリウム（インタール），セチリジン（ジルテック）などがある。

8.2 炎症と抗炎症薬

8.2.1 炎症

炎症は生体防御反応の１つであり，その症状は**発赤**（血管拡張），**腫脹**（血液成分の血管外浸出），**発熱**（血管拡張），**疼痛**（浸透圧，キニン濃度の変化）の４大徴候（ちょうこう）を示す。

炎症の発症にはヒスタミン，ロイコトリエン，プロスタグランジン，サイトカイン，ブラジキニンなどの多くの物質が関与する。これらの物質のうちで，プロスタグラジン，ロイコトリエンはアラキドン酸代謝産物と呼ばれ，炎症反応に関連する。細胞膜からホスホリパーゼ A_2 によりアラキドン酸が遊離し，シクロオキシゲナーゼによりプロスタグランジンが，リポキシゲナーゼによりロイコトリエンがそれぞれ生成し，炎症が進行していく（図 8.1）。

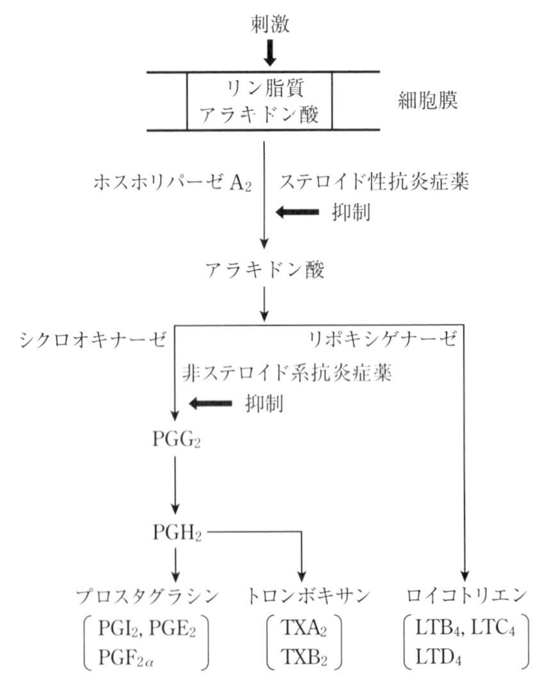

図 8.1 アラキドン酸カスケード

8.2.2 抗炎症薬

1950年にタデウス・ライヒスタイン，エドワード・ケンダル，フィリップ・ヘンチの3名が副腎皮質ホルモンからコルチゾンを単離することに成功し，さらに副腎皮質ホルモンが慢性関節リウマチに効果を示すことを明らかにして以来，ステロイド（糖質コルチコイド）が難治性抗炎症疾患に使用されてきた。しかし，ステロイドの長期使用に伴い有害作用が問題となり，これに代わる**非ステロイド性抗炎症薬**（NSAIDs：Non steroidal anti-inflammatory drugs）の開発が進んだ。

ステロイド性抗炎症薬（**副腎皮質ステロイド剤**）はホスホリパーゼA_2を抑制して細胞膜からのアラキドン酸遊離を抑制するので，炎症が起こるアラキドン酸カスケードを強力に抑える。一方，非ステロイド性抗炎症薬には，一般に酸性非ステロイド性抗炎症薬が多く，シクロオキシゲナーゼを阻害し，炎症性生理活性物質プロスタグランジン産生を抑えて，解熱，鎮痛効果を発揮する（図8.1）。

シクロオキシゲナーゼには2つのサブタイプがあり，シクロオキシゲナーゼ1（COX-1）は組織細胞成分として胃粘膜，血小板など多くの細胞に存在し，シクロオキシゲナーゼ2（COX-2）は，炎症関連細胞へのある種の刺激により誘導される。COX-1は胃粘膜保護，腎機能維持，血小板凝集に関連するPGを産生するが，この酵素を阻害することで胃粘膜が荒れたりすることが明らかとなり，近年，COX-2を選択的に阻害するNSAIDsが注目されている。

(1) 非ステロイド性抗炎症薬

非ステロイド性抗炎症薬の歴史は古く，ヤナギの樹皮から抽出した成分に強い鎮痛作用のあることが知られていた。1838年，この物質はさらに精製されサリチル酸と名付けられ，1852年にサリチル酸がはじめて合成された。以後，非ステロイド性抗炎症薬の開発が進み，今日では非ステロイド性抗炎症薬は酸性抗炎症薬と塩基性抗炎症薬に分類されるが，大部分は酸性非ステロイド性抗炎症薬である。

1）薬

1．酸性のNSAIDs

① COX非選択的阻害薬：アスピリン（バッファリン），インドメタシン（インダシン），ジクロフェナック（ボルタレン），ロキソプロフェン（ロキソニン）など

② COX-2選択的阻害薬：ナブメトン（レリフェン），セレコキシブ（セレコックス）など

2．塩基性のNSAIDs

塩酸チアラミド（ソランタール），エピリゾール（メブロン）など

2）臨床応用

頭痛，歯痛，生理痛，上気道炎，腰痛などの抗炎症や解熱，さらに鎮痛などに広く用いられている。一般的に鎮痛作用は強いが抗炎症作用は弱いとされる。また，血小板凝集を抑制することから，アスピリンなどは抗血小板療法として，心筋梗塞や脳梗塞などの予防に用いられる。

3）副作用

NSAIDsの作用部位がほとんどの細胞にわたるため，これを防ぐのは容易ではない。なかでも，発生頻度が高いのは消化器障害である。胃痛，食欲不振，消化不良，吐き気，潰瘍などが観察される。これはCOX-1阻害によりPGI_2や$PGF_{2\alpha}$生成も抑制さることによる。PGI_2や$PGF_{2\alpha}$は胃壁の血流を増し，粘膜の機能を高め粘液分泌を亢進する。したがって，近年では消化器障害の軽減を図るために**プロドラッグ**が多数開発されており，また，COX-2を選択的に阻害する薬剤も開発されている。

そのほか，胃酸分泌を抑制し粘膜保護の作用を有する。また，喘息，出血傾向，中枢神経症状（ニューキノロンとの併用により痙攣発作を引き起こす）などがある。

（2）ステロイド性抗炎症薬

ステロイド性抗炎症薬は標的細胞の細胞内にある受容体に結合してホスホリパーゼA_2活性を調節している。その作用は主に抗炎症，抗アレルギーおよび免疫抑制作用であり，その作用は強力である。

1）薬

ステロイド性抗炎症薬はその作用時間から3種類に分類される。

① 短時間作用：コルチゾン（コートン）など
② 中間時間作用：プレドニゾロン（プレドニン）など
③ 長時間作用（炎症性の力価が高い）：デキサメタゾン（デカドロン），ベタメタゾン（リンデロン）など

2）作用機序

ホスホリパーゼA_2を阻害し，細胞膜リン脂質からのアラキドン酸遊離を阻害することでカスケード全体の反応を抑える（図8.1）。

3）副作用

長期投与により以下の副作用が見られる。なお，本薬の連用後に中止する場合には，急性副腎不全による離脱症候群（ステロイド投与がなくなると，激しい症状や障害が生じる）に対する注意が必要である。

① 糖質代謝：糖新生の促進により血糖が上昇する。
② 脂質代謝：脂肪組織に作用して脂肪の分解・合成を促進する。その結果，手など一部の部位では脂肪が減少するが，肩や顔などでは

合成が促進し，野牛肩や満月様顔貌となる。

③　タンパク質代謝：タンパク質を代謝しアミノ酸から糖新生を促進する。また，タンパク質の分解促進により皮膚などは薄くなる。

④　免疫抑制：T 細胞，B 細胞の機能を抑制し，細胞性免疫，抗体産生を抑制する。

⑤　骨に対する作用：腸管からのカルシウムの吸収を抑制し，骨形成が抑制され，骨粗鬆症（こつそしょうしょう）が見られる。

⑥　消化器：胃酸分泌増加により食欲増進，プロスタグラシン生成阻害による胃潰瘍が見られる。

⑦　中枢神経系に対する作用：中枢神経系に作用し精神変調，不眠，うつ状態が見られる。

⑧　白内障，緑内障が見られる。

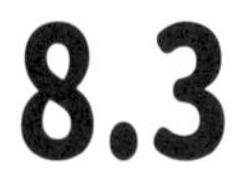

8.3 痛風と痛風治療薬

8.3.1 痛風

痛風は核酸プリン体代謝の最終生成物質である尿酸の過剰生成，またはその排泄障害により生じる。高尿酸血症により尿酸結晶が関節内に蓄積，析出し，好中球の貪食作用を伴う炎症疾患で，強烈な痛みの発作がある。

8.3.2 痛風治療薬

痛風治療薬は次の3種類がある。

(1) 尿酸排泄促進薬

プロベネシッド（ベネシッド），ベンズブロマロン（ユリノーム）などがある。

血中の尿酸は腎臓から排泄されるが，その約95%は近位尿細管より再吸収される。尿酸排泄促進薬はこの再吸収を抑制する。

(2) 尿酸生成阻害薬

アロプリノール（ザイロリック）などがある。

尿酸はプリン体代謝系においてヒポキサンチン，キサンチンがキサンチンオキシターゼにより酸化されて生成される。尿酸生成阻害薬はキサンチンオキシターゼを阻害することで尿酸の生成を抑制する。

(3) 発作抑制薬

コルヒチンがある。

コルヒチンは炎症部位での白血球の遊走を阻止し，炎症の憎悪を抑制して発作を緩和する。急性期の激痛時に用いられる。

課　題

1. 抗ヒスタミン薬を作用機序で分類しまとめなさい。
2. 図8.1を参考にアラキドン酸カスケードを図に記しなさい。
3. ステロイド性抗炎症薬の有害作用を記しなさい。

確認問題

1. ヒスタミンはH_1受容体に結合すると（　①　）反応が起こり，H_2受容体に結合すると（　②　）が分泌される。
2. 酸性NSAIDsは，（　　　）を阻害して抗炎症，鎮痛，解熱に効果を発揮する。
3. ステロイド性抗炎症薬は（　　　）の活性を抑制し，抗炎症作用を発揮する。
4. ステロイド性抗炎症薬の有害作用には免疫抑制による（　　　）症が問題となる。
5. 高尿酸血症治療薬では尿酸排泄促進薬として（　①　）が，尿酸生成阻害薬には（　②　）が用いられる。また，痛風発作には（　③　）が投与される。

第9章 呼吸器系作用薬

呼吸器系は気道，肺，胸郭よりなり，気道は鼻腔，咽頭，喉頭，気管，気管支より構成されている。気管支はさらに分枝して細気管支を経て肺胞に至る。呼吸の調節は延髄にある呼吸中枢と橋にある呼吸調節中枢で行っており，呼吸調節中枢は気管，気管支の平滑筋を支配している。

学習目的

呼吸器系の構造を理解し，呼吸を障害する疾患に対する治療薬について学ぶ。また，咳，痰に対する治療薬について学ぶ。

学習内容

1．気管支喘息治療薬

アドレナリン β_2 受容体作動薬，キサンチン誘導体，抗アレルギー薬，ステロイド薬

2．呼吸興奮（促進）薬

中枢性呼吸興奮薬，反射性呼吸興奮薬

3．鎮咳薬・去痰薬

麻薬性鎮咳薬，非麻薬性鎮咳薬

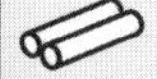

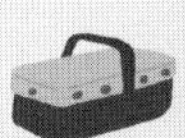

9.1 気管支喘息治療薬

気管支喘息による呼吸困難は，気道平滑筋の収縮，気道分泌の亢進，気道粘膜の浮腫により生じる。外因性の抗原により抗体が産生され，肥満細胞などからヒスタミンをはじめとするさまざまな化学伝達物質（ケミカルメディエイター）が放出され，これらの作用により気道の炎症，粘膜浮腫などが起こる。

気管支喘息の治療薬は**気道平滑筋弛緩薬**と**気道炎症抑制薬**に分けられる。

9.1.1 気道平滑筋弛緩薬

(1) アドレナリン β_2 受容体作動薬

1) 薬

イソプロテレノール（プロタノール），サルブタモール（ベネトリン）などがある。

2) 作用機序

気道平滑筋にある β_2 受容体を刺激し，Gs タンパクを介して膜アデニルサイクラーゼを活性化し，細胞内サイクリック AMP を増大させて平滑筋を弛緩させる。

3) 副作用

血清カリウムの低下，頭痛，めまいなどがある。

(2) キサンチン誘導体

1) 薬

テオフィリン（テオドール），アミノフィリン（ネオフィリン）などがある。

2) 作用機序

細胞内セカンドメッセンジャーであるサイクリック AMP を分解する酵素であるホスホジエステラーゼを阻害し，細胞内サイクリック AMP を増大させて平滑筋を弛緩させる。

3) 副作用

痙攣，意識障害，アナフィラキシーショック，過敏症，悪心・嘔吐などがある。

9.1.2 気道炎症抑制薬

(1) 抗アレルギー薬

1) 薬

クロモグリル酸ナトリウム（インタール），トラニラスト（リザベン）などがある。

2) 作用機序

肥満細胞などからのヒスタミン，ロイコトリエン類のケミカルメディエイターの遊離を抑制する。

3) 副作用

ショック，アナフィラキシーショック，発疹，下痢，腹痛などがある。

(2) ステロイド薬

1) 薬

プレドニゾロン（プレドニン），ベクロメタゾン（キュバール）などがある。

2) 作用機序

アラキドン酸カスケードのホスホリパーゼ A_2 を抑制するので，ロイコトリエン類，プロスタグランジン類などの産生を抑え，抗炎症作用を発揮する。

3) 副作用

8.2.2 項（2）のステロイド性抗炎症薬の副作用を参照。

9.2 呼吸興奮（促進）薬

呼吸興奮（促進）薬は主に慢性呼吸不全における換気障害の際に用いられる。呼吸興奮薬には**中枢性呼吸興奮薬**と**末梢性呼吸興奮薬**がある。

（1）薬

中枢性呼吸興奮薬：ジモルホラミン（テラプチク）などがある。

末梢性呼吸興奮薬：ドキサプラム（ドプラム）などがある。

（2）作用機序

中枢性呼吸興奮薬は中枢に対して直接的に刺激する。また，末梢性呼吸興奮薬では頸動脈小体を介して反射的に呼吸中枢を興奮させる。

（3）副作用

ジモルホラミンは咳，めまい，耳鳴りなどがあり，ドキサプラムでは興奮状態，振戦，筋固縮などがある。

◆参　考◆

慢性呼吸不全

呼吸では吸気で空気中の酸素を血液に取り込み，呼気で二酸化炭素を血液から排出する。通常，動脈の血液中には100 mmHg程度の酸素が含まれて，ほとんどが赤血球中のヘモグロビン（Hb）と結合し身体の各組織に運ばれる。この動脈血中の酸素分圧が60 mmHg以下になることを呼吸不全といい，このような呼吸不全が1か月以上続く状態を慢性呼吸不全という。

動脈中の血液酸素分圧（PaO_2）を知るには動　脈血が必要で，動脈への穿刺は患者にとって苦痛を伴う。そこで，PaO_2は動脈血酸素飽和度（SaO_2）から推測が可能であることが見出され，SaO_2に注目が集まり，経皮的にSaO_2を計測できるパルスオキシメータ（SpO_2）の開発が行われた。赤血球のHbには酸素と結合している$Hb-O_2$（酸化型）と酸素と結合していないHb（還元型）があり，それぞれ吸収する光の波長が異なる（酸化型は赤色光：660 nmと還元型は赤外光：9　10 nm）。この2つの吸光度の比率を計測することでSpO_2表示する。PaO_2 100 mmHgはSpO_2 98%に相当し，PaO_2 60 mmHgはSpO_2 90%に相当する。

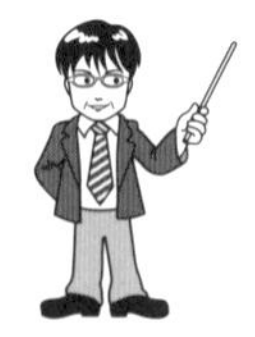

なお，このパルスオキシメータの原理を開発したのは日本人の医療機器技術開発者である。

9.3 鎮咳薬・去痰薬

咳は気管，気管支に分布する受容体が細菌や塵，その他の異物により刺激を受け，延髄の咳中枢を介して呼息中枢を興奮させることで起こる。

咳は気管支炎や肺炎などの炎症，感染が関与する場合と，気管支喘息や咳喘息などのように気管支の収縮が原因で起こる場合がある。いずれにしても，咳が長く続くと睡眠が障害されたり，呼吸がスムーズに行えず日常生活に支障をきたす。また，胸痛や，ひどくなると気胸を起こすことがあり，ときには肋骨骨折を招く場合もある。このような場合には咳を止める必要がある。

9.3.1 鎮咳薬

鎮咳薬には中枢性の**麻薬性鎮咳薬**と**非麻薬性鎮咳薬**がある。

(1) 薬

1) 麻薬性鎮咳薬

コデインリン酸（リン酸コデイン），ジヒドロコデインリン酸（リン酸ジヒドロコデイン）などがある。

2) 非麻薬性鎮咳薬

デキストロメトルファン（メジコン），ノスカピン（ナルチコン）などがある。

(2) 副作用

便秘，排尿障害，眠気，めまい，悪心・嘔吐などがある。

9.3.2 去痰薬

気道は吸気を適度に湿潤化し，気道に入った細菌や異物などを分泌液とともに痰として体外に排出する機能を有している。**去痰薬**は気道分泌を促進させるものと痰の粘稠性を低下させるものがある。

(1) 気道分泌亢進薬：セネガ（セネガシロップ），ブロチンなどがある。

(2) 気道粘液溶解薬：ブロムヘキシン（ビソルボン）などがある。

(3) 気道潤滑薬：アンブロキソール（ムコソルバン）などがある。

課　題

1. 気管支喘息治療薬を作用機序で分類しまとめなさい。

2. 鎮咳薬を分類しなさい。

確認問題

1. 気管支喘息治療薬には，選択的にアドレナリン β_2 受容体を刺激する（　①　）と，細胞内サイクリック AMP を増大させ気管支平滑筋を弛緩させる（　②　）がある。

2. 呼吸興奮薬として中枢性に作用する（　①　）と末梢性に作用する（　②　）がある。

3. 去痰薬にはブロチンなどの（　①　）薬，ブロムヘキシン（ビソルボン）などの（　②　）薬，アンブロキソール（ムコソルバン）などの（　③　）薬などがある。

第10章

ホルモン系作用薬

ホルモンは内分泌器官より産生され血液中に分泌される。ホルモンの分泌量は微量だが，生体機能の恒常性（ホメオスタシス）を維持するのに重要な役割を担っており，過剰分泌あるいは不足すると恒常性が破綻し病的状態に陥る。ホルモンの分泌量が不足した場合にはホルモン補充療法となる。

学習目的

糖尿病治療薬および骨粗鬆症治療薬の作用機序，副作用について学ぶ。

学習内容

1．糖尿病治療薬
　インスリン，経口血糖降下薬
2．骨粗鬆症治療薬
　カルシウムの吸収，骨形成（骨芽細胞），骨吸収

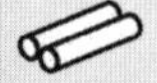
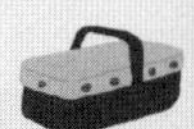

10.1 糖尿病治療薬

10.1.1 糖尿病

インスリンは膵臓のランゲルハンス島 β 細胞から分泌されるポリペプチドホルモンで，血糖を降下させる作用を有する。**糖尿病**はインスリンの分泌不足や作用障害により，高血糖や代謝異常が引き起こされた状態をいう。糖尿病には1型糖尿病と2型糖尿病がある。

糖尿病治療の目的は，高血糖による代謝異常を改善することに加え，糖尿病合併症の発症や増悪を防ぎ，生活の質（QOL）を保ちながら健康人と変わらない寿命を全うすることである。

10.1.2 インスリン

糖尿病における**インスリン**治療は，インスリンの作用不足に対する補充療法である。

適応として，1型糖尿病，糖尿病性ケトアシドーシス，糖尿病性昏睡など，また，2型糖尿病であっても，食事療法や経口血糖降下薬を投与しても十分な血糖コントロールができない場合には，インスリンが適応となる。

(1) 薬

インスリン製剤は内服では消化酵素により分解されるので，注射による投与となる（皮下注射が多い）。投与後の作用発現時間により分類される。

1) 超速効型

皮下注射後の作用発現が15分以内と非常に早く，最大作用時間が2時間と短いのが特徴である。したがって，食事をとる直前にインスリン製剤を投与すればよい。

2) 速効型

レギュラーインスリンといわれ（Rと称される），皮下注射後の作用発現が30分であるので，食事をとる30分前にインスリンを注射する。

3) 中間型

一般にNと称され，硫酸プロタミンを付加することでインスリンの吸収時間を延長した製剤である。作用発現に1.0～1.5時間を要し，持続時間が長い（18～24時間）。

4）持続型

持続時間が長く，血中濃度に特に大きなピークがなく24時間持続するため，1日1回の下注射で用いられる。

5）二相性中間型（混合型）

速効型インスリン製剤と中間型インスリン製剤を一定の比率で混ぜた製剤で，作用発現は中間型インスリンより少し速く，持続時間は中間型インスリンとほぼ同じで18～24時間である。

（2）作用機序

細胞内へのグルコースの取り込み，グリコーゲン合成，タンパク質合成を促進し，一方で糖新生を抑制して糖代謝を調節する。その結果，血糖が降下する。

（3）副作用

高頻度に見られるのは低血糖症状で，冷汗，手足のふるえ，動悸，脱力感，空腹感，痙攣，意識障害などが見られる。なかでも冷汗はもっともよく起こる。そのほかの有害作用では，アレルギー反応，アナフィラキシーショック，一過性の浮腫，血圧低下，注射部位の皮下脂肪の委縮などがある。低血糖は生命予後にも悪影響を及ぼすため，低血糖を予防することが重要とされている。

10.1.3　経口血糖降下薬

経口血糖降下薬は2型糖尿病の治療において，食事療法と運動療法の実践のもとに正しく使用されると，良好な血糖値のコントロールや慢性合併症の予防に効果を発揮する。

（1）ビグアナイド薬（BG薬）

1）薬

ブホルミン（ジベトスB），メトホルミン（メトグルコ）などがある。

2）作用機序

肝臓での糖新生の抑制が主であるが，末梢組織でのインスリン感受性の改善，腸管でのブドウ糖の吸収阻害などさまざまな作用により血糖降下作用を発揮する。インスリン抵抗性改善作用を持つ。体重が増加しにくいので，過体重，肥満型2型糖尿病例では第一選択となる。

中等度腎機能低下では禁忌である。ヨード造影剤使用の前後で休薬が必要である。

3）副作用

重篤な有害作用として乳酸アシドーシスが報告されている。

(2) チアゾリジン薬

1) 薬

ビオグリタゾン（アクトス）などがある。

2) 作用機序

脂肪細胞の核内受容体であるPPARγ（ペルオキシソーム増殖因子活性化受容体γ）を介して，インスリン抵抗性の改善を介して血糖降下を発揮する。

3) 副作用

心不全，浮腫，肝障害などがある。中等度腎機能低下では禁忌である。

(3) スルホニル尿素薬（SU薬）

1) 薬

トルブタミド（ヘキストラスチノン），アセトヘキサミド（ジメリン），グリベンクラミド（オイグルコン）

2) 作用機序

膵臓のβ細胞膜上のSU受容体に結合しインスリン分泌を促進し，血糖降下作用を発揮する。インスリン分泌が比較的保たれるものの，食事や運動療法で血糖管理が十分ではないインスリン非依存状態の患者が対象となる。

3) 副作用

低血糖を起こしやすく，また，体重増加をきたしやすいので，注意を要する。特に，腎や肝障害患者また高齢者では遷延性低血糖を起こす危険があり，特に注意が必要である。

(4) 速効型インスリン分泌促進薬（グリニド薬）

1) 薬

テナグリニド（スターシス），ミチグリニドカルシウム水和物（グルファスト）

2) 作用機序

膵臓のβ細胞膜上のSU受容体に結合しインスリン分泌を促進し，血糖降下作用を発揮する。SU薬に比較して吸収と血中からの消失が早い。食直前に内服する。

3) 副作用

低血糖リスクがある。

(5) α-グルコシダーゼ阻害薬

従来の経口血糖降下薬とは作用機序が異なり，腸管に働き糖質の吸収を抑制・遅延させて食後の高血糖を抑制する。

1）薬

アカルボース（グルコバイ），ボグリボース（ベイスン）などがある。

2）作用機序

食事として摂取された多糖類は，α-アミラーゼと小腸に存在するα-グルコシダーゼによりブドウ糖や果糖という単糖に分解されて吸収される。α-グルコシダーゼ阻害薬は，この2糖類から単糖類への分解を抑制する作用がある。すなわち，小腸粘膜における糖質の消化・吸収を遅延させることで，食後の高血糖を抑制する。

食事療法ならびに運動療法によっても良好な血糖コントロールが得られない2型糖尿病の症例に適応となる。1日3回，食直前に経口投与する。なおボグリボース0.2 mg錠は耐糖能異常における2型糖尿病の発症予防にも保険適応がとれている。

3）副作用

併用療法による低血糖に注意しなければならない。α-グルコシターゼ阻害薬は2糖類の消化・吸収を抑制するので，低血糖に対しては従来用いられているショ糖ではなく，ブドウ糖を投与する必要がある。もっとも多い有害作用は消化器症状である。未消化・未吸収の糖質が下部小腸に達し，腸内細菌により分解発酵された際に生じたガスにより腹部膨満，鼓腸，放屁増加，軟便，下痢などが生じる。

(6) ジペプチジルペプチダーゼ-Ⅳ（DPP-4）阻害薬

食後には血糖を下げるインスリンが膵臓から分泌されるが，糖を経口投与すると経静脈投与よりもインスリンが多く分泌される。このことをきっかけに，血糖依存性にインスリン分泌を促すインクレチン（GLP-1やGIP）という消化管ホルモンの存在が明らかになった。

1）薬

シタグリプチン（ジャヌビア，グラクティブ），ビルダグリプチン（エクア），アログリプチン（ネシーナ）などがある。

2）作用機序

インクレチンの分解酵素であるDPP-4を阻害することで，インクレチンの血中濃度を上昇させインスリン分泌を促す。また，血糖上昇を促すホルモンであるグルカゴンを抑制する効果があるとされており，GLP-1受容体作動薬もある。これらの薬剤は単剤では低血糖を起こしにくく，体重増加を起こしにくい。また，動物実験では膵臓β細胞保護効果があるとされている。作用機序的に，消化管ホルモンであるインクレチンに作用するため，投与が食事に同期していなくても食後の高血糖を抑制するのに効果的である。

3）副作用

アナフィラキシー反応，低血糖，めまい，肝障害などがある。

◆参　考◆

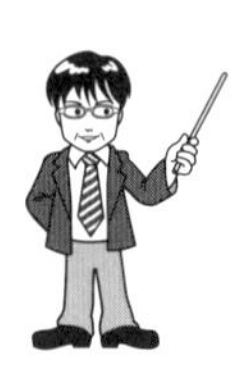

GLP-1 受容体作動薬としては，リラグルチド（ビクトーザ），エキセナチド（バイエッタ）などがある。また，週 1 回投与の製剤エキセナチド（ビデュリオン），デュラグルチド（トルリシティ）もある。GLP-1 受容体作動薬は注射薬であり，経口薬ではない。抗糖尿病薬としてはインスリン以外の注射薬という分類に入る。

(7) Sodium glucose transporter 2（SGLT2）阻害薬

本来，内分泌に関与する薬ではないが，抗糖尿病として新しく開発された薬であるのでここで紹介する。

1）薬

イプラグリフロジン（スーグラ），ダパグリフロジン（フォシーガ）などがある。

2）作用機序

腎臓の近位尿細管に存在する SGLT2 を阻害することで，尿での糖再吸収を抑制して血糖を低下させる薬剤である。糖だけでなく，ナトリウムも同時に尿へ排泄する薬剤である。体重減少が期待される。尿路感染，性器感染症，脱水などの副作用に注意が必要。腎機能低下患者では効果が減弱し適応ではなく，腎不全では使用しない。

3）副作用

低血糖，腎盂腎炎，脱水，ケトアシドーシス，体重減少などがある。

10.2 骨粗鬆症治療薬

カルシウムは骨形成に重要な役割を果たしている。正常の骨では骨吸収と骨形成を繰り返し，骨量が一定に保たれている。これには，副甲状腺ホルモン（上皮小体モルモン・PTH），カルシトニン，活性型ビタミンD（1α，$25(OH)_2D_3$）が関与している。

10.2.1 活性型ビタミンD_3

ビタミンDは脂溶性で，**ビタミンD_2**（エルゴカルシフェロール）と**ビタミンD_3**（コレカルシフェロール）があり，生体ではビタミンD_3が重要となる。ビタミンD_3は皮膚でコレステロールが紫外線を受けて産生されるか，食物中から吸収されるが，いずれも肝臓で25位が水酸化を受けて25-OHD_3となり，続いて腎臓で水酸化を受け1α，$25(OH)_2D_3$となり，活性を示す（図10.1）。

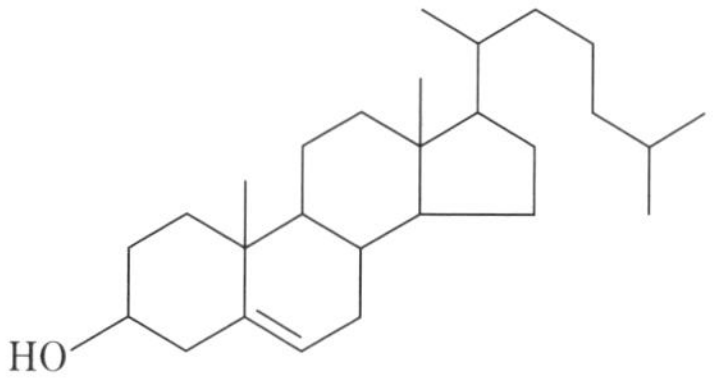

コレステロール

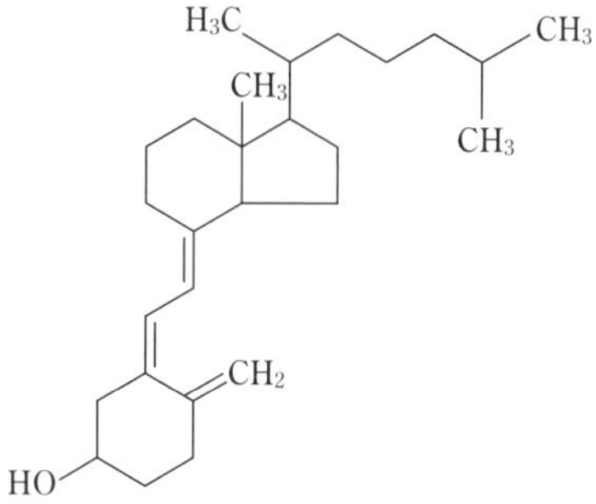

ビタミンD_3

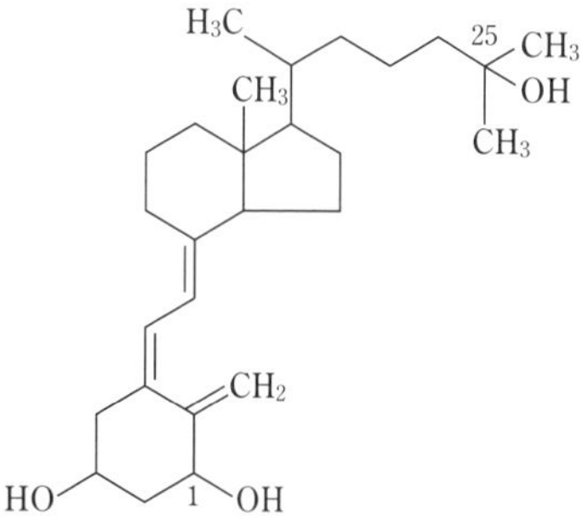

活性型ビタミンD_3（1α, $25(OH)_2D_3$）

図10.1 ビタミンD_3

高齢者では，日光被曝の低下や骨形成の低下に伴い骨粗鬆症が見られる。活性型ビタミンD_3の低下による低Ca血症は副甲状腺機能亢進による骨吸収に拍車をかける。このような場合に活性型ビタミンD_3製剤が有効となる。

(1) 薬

アルファカルシドール（アルファロール，ワンアルファ），カルシトリオール（ロカルトロール）などがある。

(2) 作用機序

活性型ビタミン D_3 の作用には，次のものがある。

① 腸管からカルシウム，リンの吸収を促進し，骨芽細胞に作用し，破骨細胞を活性化し骨形成を促進する。

② 副甲状腺ホルモンの骨吸収作用を抑える。

③ 腎臓においてカルシウムの吸収を促進する。

(3) 副作用

高 Ca 血症，消化器症状（悪心・嘔吐），腎結石，尿管結石などがある。

10.2.2 カルシトニン

カルシトニンは甲状腺から分泌されるペプチドホルモンで，血中 Ca 濃度が上昇すると分泌される。

(1) 薬

エルカトニン（エルシトニン），サケカルシトニン（カルシトラン）などがある。

カルシトニン製剤はさまざまな生物から作られており，ウナギ（エルシトニン），サケ（サーモストン）などがある。すべて注射用製剤で内服薬はない。

(2) 作用機序

骨吸収を促す破骨細胞に直接作用し，骨吸収を抑え，その結果，血中 Ca 濃度が低下する。骨粗鬆症には活性型ビタミン D_3 製剤とともに用いられる。

(3) 副作用

ショック，発疹，蕁麻疹，顔面紅潮，吐き気，食欲不振などがある。

10.2.3 ビスホスホネート製剤

(1) 薬

リセドロン酸（アクトネル，ベネット），ミノドロン酸（ボノテオ，リカルボン）などがある。

(2) 作用機序

骨吸収を抑制する薬剤で，骨粗鬆症治療において主役である。

(3) 副作用

胃腸障害，顎骨壊死などがある。基本的に腎機能低下では使用困難である。毎日内服から週１回，月１回などの製剤がある。

10.2.4 選択的エストロゲン受容体モジュレーター（SERM：Selective estrogen receptor modulator）

(1) 薬

ラロキシフェン（エビスタ），バゼドキシフェン（ビビアント）などがある。

(2) 作用機序

エストロゲンとほぼ同等の親和性でエストロゲン受容体に結合し，骨塩量増加や椎体骨折抑制効果を有する。閉経後骨粗鬆症に適応がある。

(3) 副作用

血栓症のリスクがある。また，発疹やかゆみなどの症状，乳房緊満や乳腺症などが見られる。

10.2.5 副甲状腺ホルモン（PTH）製剤

(1) 薬

テリパラチド（フォルテオ，テリボン）などがある。

(2) 作用機序

重篤な骨粗鬆症に用いられる。持続的な PTH 上昇ではなく，断続的に PTH を投与し濃度を上昇させることで，骨形成を促す。強力な骨塩量上昇作用を有し，椎体骨折抑制効果も有する。

(3) 副作用

ショック，アナフィラキシーショック，悪心，頭痛などがある。

10.2.6 ビタミン K 製剤

(1) 薬

メナテトレノン（グラケー）などがある。

(2) 作用機序

オステオカルシンの γ-カルボキシグルタミン酸（Gla）化を促進する。ワーファリン内服患者では使用できない。

(3) 副作用

胃部不快感，口内炎，悪心，食欲不振などがある。

10.2.7 抗 RANK リガンド（RANKL）モノクローナル抗体

(1) 薬

デノスマブ（プラリア）などがある。

(2) 作用機序

骨芽細胞から分泌される RANK というタンパク質は破骨細胞を活性化する。RANKL と呼ばれる受容体への RANK の結合を競合的に阻害することで，破骨細胞の分化を抑制し，骨吸収抑制効果を示す。

(3) 副作用

低 Ca 血症，顎骨壊死，口内炎，関節痛などがある。

表 10.1　骨粗鬆症治療薬の主なる作用と薬

作 用	薬
カルシウムの吸収に関与	活性型ビタミン D，カルシトニン
骨芽細胞の働きに関与	ビタミン K 製剤 副甲状腺ホルモン（PTH）製剤
骨吸収を抑制	ビスホスホネート製剤 抗 RANKL モノクローナル抗体 選択的エストロゲン受容体モジュレーター（SERM）

課　題

1. すい臓の構造と機能についてまとめなさい。
2. 血糖降下薬についてまとめなさい。
3. 低血糖の症状についてまとめなさい。
4. 骨粗鬆症治療薬をまとめなさい。

確認問題

1. 糖尿病は 2 つの型に分類される。（ ① ）は若年に発症し，膵臓ランゲルハンス島（ ② ）細胞の病変によりインスリンの絶対的欠乏により起こる。一方，（ ③ ）は成人に発症し，患者のインスリン分泌量低下により起こる。
2. インスリンは消化酵素により分解されるため，（　　　）投与はできない。
3. 経口血糖降下薬には，膵臓の β 細胞からのインスリン分泌を促進させる（ ① ）と膵臓以外の作用で，解糖の促進や腸管でのブドウ糖の吸収阻害などの（ ② ）がある。
4. 骨粗鬆症には（ ① ）製剤と骨吸収を抑える（ ② ）の併用が有効となる。

第11章 消化器系作用薬

人は食物から栄養を摂取する。食物は物理的，化学的に分解され，栄養素は小腸より吸収され全身を巡る。消化は口腔，胃，小腸で行われ，そこで分泌される消化酵素を含んだ消化液が重要な役割を担う。

学習目的

消化器のうち胃と腸への作用薬について，その作用機序と副作用を学ぶ。

学習内容

1．胃への作用薬

消化薬，消化性潰瘍治療薬

2．腸への作用薬

緩下薬，止瀉薬

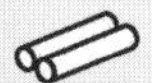
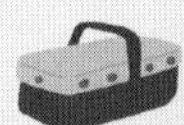

11.1 消化薬

消化器官は食べ物の消化，栄養物の吸収，老廃物の排泄の役割を担う。これらの消化器官の運動ならびに分泌機能が障害されると，食欲不振，消化不良，胃炎，潰瘍，下痢または便秘などを起こす。消化薬は，唾液や胃液分泌の低下に伴う食欲不振，消化不良に使用される。

11.1.1　健胃薬

苦味，芳香，辛味の生薬類から得られ，胃の運動を促進して消化液分泌を促進させる作用を有する。味覚や胃粘膜を刺激して食欲亢進を促し，唾液や胃液の分泌を反射的に促し，胃の運動を活発にする。

(1) 苦味健胃薬：ゲンチアナ，センブリ，ホミカ，オウバク，オウレン

(2) 芳香健胃薬：ウイキョウ，ハッカ油，ケイヒ

(3) 辛味健胃薬（芳香健胃薬の一種）：サンショウ，トウガラシ，コショウ

11.1.2　消化酵素薬

消化酵素を補うことにより，消化を助ける。

(1) ジアスターゼ：麦芽から取り出したアムラーゼで，デンプンを分解する。

(2) パンクレアチン：ブタの脾臓由来で，デンプン，タンパク質，脂肪を消化する。

(3) 含糖ペプシン：ブタまたはウシの胃粘膜から得た酵素に乳糖を加えたもので，タンパク質を分解する。

(4) βガラクトシダーゼ：乳糖分解酵素剤で，乳児の乳糖不耐による消化不良を改善する。

(5) リパーゼ：脂肪を脂肪酸に分解する。

これらの消化酵素は，総合消化酵素剤または消化酵素複合剤に総合的に含まれている。

濃厚パンクレアチンビオジアスターゼ（ベリチウム），タフマックE配合剤。

11.2 消化性潰瘍治療薬

11.2.1 胃酸分泌

胃は主細胞からペプシン，壁細胞から胃酸を分泌して食物を消化している。また，ガストリン細胞が刺激されると，ガストリンが分泌されてペプシンや胃酸の分泌を促進する。一方，副細胞から分泌される粘液は胃粘膜を保護する。

胃液の消化機構（攻撃因子）と消化管粘膜の防御機構（防御因子）との拮抗バランスが崩れたときに消化性潰瘍が起こる。消化性潰瘍は胃や十二指腸の粘膜が攻撃因子である胃酸，胃液によって侵害されることにより起こる。

11.2.2 治療薬

消化性潰瘍治療薬はその作用機序によって攻撃的因子を抑制するものと防御因子を増強するものに分類できる。

(1) 粘膜攻撃因子抑制薬

① 制酸薬

胃液中の塩酸による粘膜への侵襲に対して効果がある。その作用には胃酸への中和作用を有するものや，胃粘膜の保護作用を持つものもある。

1) 炭酸水素ナトリウム（重曹）：胃酸を中和する。ナトリウムの増加により浮腫を起こす場合もあるため，腎臓機能の低下している者には投与に注意する必要がある。
2) 合成ケイ酸アルミニウム：胃酸の中和と胃粘膜保護作用がある。
3) 乾燥水酸化アルミニウムゲル：胃酸の中和作用がある。
4) 水酸化マグネシウム：胃酸中和作用は炭酸水素ナトリウムよりも強い。

② コリン受容体遮断薬（抗コリン薬）

1）薬

ピレンゼピン（ガストロゼピン），ブチルスコポラミン（ブスコパン）などがある。

2）作用機序

アセチルコリンの作用に拮抗して，ピレンゼピンは選択的に M_1 受容体を遮断して胃の壁細胞からの胃酸分泌を抑える。また，ブチルスコポミランは迷走神経を抑制して胃の異常運動，異常分泌を抑える。

ピレンゼピンは選択的に M_1 受容体を遮断するので，アトロピンやブチルスコポラミンのような抗コリン遮断薬に見られる口渇などは比較的少ない。

3）副作用

無顆粒球症，アナフィラキシーショック，発疹，便秘などがある。

③ ヒスタミン H_2 受容体遮断薬（H_2 ブロッカー）

1）薬

シメチジン（タガメット），ラニチジン（ザンタック），ファモチジン（ガスター）などがある。

2）作用機序

胃壁細胞のヒスタミン H_2 受容体が作動すると，胃酸が分泌される。H_2 ブロッカーはこの胃酸分泌を抑える。

ファモチジンなどは，胃壁細胞のヒスタミン H_2 受容体を遮断して強く胃酸分泌を抑制する。

3）副作用

不整脈，低血圧，めまい，頭痛などがある。

④ プロトンポンプ阻害薬（PPI）

1）薬

オメプラゾール（オメプラゾン），ランソプラゾール（タケプロン）などがある。

2）作用機序

胃壁細胞の細胞膜には K^+-H^+ATPase（プロトンポンプ）があり，K^+ を細胞内に，H^+ を胃の管腔内へと放出する。プロトンポンプ阻害薬はこのプロトンポンプの働きを阻害して，強力で持続的に胃酸の分泌を抑える。胃酸分泌抑制に関しては H_2 ブロッカーより強力である。

3）副作用

ショック，蕁麻疹，血液障害（白血球，血小板減少），横紋筋融解症，循環器障害などがある。

近年，ボノプラザンフマル（タケキャブ）のようなカリウムイオン競合型アシッドブロッカー（P-CAB：Potassium competitive acid blocker）が開発された。PPI と同様にプロトンポンプに作用し，K^+ と競合して細胞内への K^+ の取り込みを阻害することにより，H^+ の細胞外への放出を抑制する。胃酸分泌抑制効果が速く，強力である。

(2) 粘膜防御因子増強薬（粘膜保護薬，組織修復薬）

以下の薬は侵襲を受けた胃粘膜に対して被覆，保護し，粘液合成を促進して，その損傷部分の修復を促進する。

1）胃粘膜表面のタンパク質と結合して損傷部に被膜を作り保護する。

　スクラルファート（アルサルミン）などがある。

2）胃粘液を分泌し，粘膜内の PG を増加し，粘膜の微小循環を改善して損傷された粘膜を修復する。

　ゲファルナート（ゲファニール）などがある。

3）胃粘膜保護作用および胃粘膜組織修復作用がある。

　テプレノン（セルベックス）がある。

4）プロスタグランジン産生を促進し，粘膜保護作用，粘液成分産生促進，粘膜血流増加，粘膜組織修復を促進する。

　セトラキサート（ノイエル）などがある。

5）胃粘膜損傷部の組織を修復する。

　アズレンスルフォン酸ナトリウム水和物（アズノール），アズレン・グルタミン配合剤（マーズレンS）などがある。

11.3 消化性潰瘍とヘリコバクター・ピロリ菌

ヘリコバクター・ピロリ菌は，1983年に発見されたグラム陰性のらせん状桿菌である。胃に生息し，ウレアーゼを分泌して尿素からアンモニアを発生させ，胃炎や胃・十二指腸潰瘍の難治・再発に関与する。

除菌剤として，抗菌薬で広域ペニシリンのアモキシシリン+マクロライド系のクラリスロマイシンの2剤とプロトンポンプ阻害薬の3剤併用療法が有効とされる。

◆参　考◆

ヘリコバクター・ピロリ菌

ヘリコバクター・ピロリ菌はオーストラリア人医師ロビン・ウォーレンとバリー・ジェームス・マーシャルにより発見された。すでに胃の中にらせん形の細菌がいるという説があったものの，胃の強い酸性下では細菌は生息できないと考えられていた。1979年に病理医のウォーレンは，胃炎を起こしている患者の胃の粘膜にらせん形の菌がいることを発見し，当時，研修医であったマーシャルと共にらせん菌の分離・培養を試み，通常の48時間培養を行ったが培養できなかった。ある日，マーシャルが培養器に入れた菌を5日間放置してしまい，その培養器を見ると，直径1mmの透明な菌の固まりがあり，これがピロリ菌の発見となった。1982年4月14日のことである。実はピロリ菌は培養に4日間を要するので，これまでの48時間培養では確認できなかったわけである。その後，マーシャルは慢性胃潰瘍の患者から取り出したヘリコバクター・ピロリ菌を培養し，自ら飲んで自分の胃の組織を調べたところ，急性胃炎を確認してヘリコバクター・ピロリ菌の存在を証明した。2005年，ウォーレンとマーシャルは共にノーベル生理学・医学賞を受賞した。

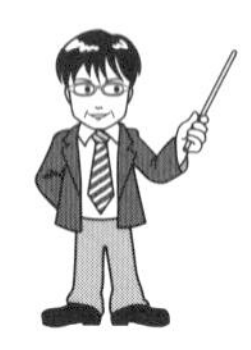

11.4 緩下薬・止瀉薬

便秘に対しては運動を取り入れるなどの生活習慣の改善や繊維食などの食事内容の変更で解消する場合もある。しかし，それでも効果が得られない場合には薬を服用する。

11.4.1 緩下薬

下剤は便秘や大腸検査，手術前などに用いられる。下剤には塩類下剤や膨張性下剤，また，大腸や小腸を刺激する刺激性下剤がある。

(1) 塩類下剤

1) 薬

酸化マグネシウムなどがある。

2) 作用機序

水分を腸内に集め，内容物を軟化，膨張させて排便を促す。

3) 副作用

高マグネシウム血症，下痢などがある。

(2) 膨張性下剤

1) 薬

寒天（カンテン）などがある。

2) 作用機序

腸内で膨張し，腸運動を刺激する。

3) 副作用

特にない。

(3) 刺激性下剤

1) 薬

① 大腸刺激性下剤：センナなどがある。

② 小腸刺激性下剤：ヒマシ油がある。

2) 作用機序

大腸や小腸を刺激する。

3) 副作用

腹痛，悪心・嘔吐，過敏症，発疹などがある。

11.4.2 止瀉薬

下痢を止める薬は，腸の蠕動運動抑制薬，収斂(しゅうれん)薬，吸着薬，乳酸菌製剤などがある。

(1) 腸の蠕動運動抑制薬

1) 薬

ロペラミド（ロペミン）などがある。

2) 作用機序

非麻薬性合成アヘン様化合物でオピオイド受容体に作用して腸管の運動と分泌を抑制する。

3) 副作用

イレウス，ショック，アナフィラキシーショック，発疹などがある。

(2) 収斂薬

1) 薬

タンナルビンなどがある。

2) 作用機序

腸粘膜タンパクに結合して薄い皮膜を作り，粘膜を覆って他からの刺激を抑制する。腸粘膜にびらんや潰瘍がある場合に用いられる。

3) 副作用

精神神経系障害，食欲不振などがある。

(3) 吸着薬

1) 薬

ケイ酸アルミニウム（アドソルビン）がある。

2) 作用機序

細菌性毒素を吸着し腸管を保護する。

3) 副作用

嘔吐，腹部膨満感などがある。

(4) 乳酸菌製剤

1) 薬

ラクトミン製剤（ビオフェルミン），ビフィズス菌（ラックビー）などがある。

2) 作用機序

腸内で乳酸菌やビフィズス菌が産生する乳酸により，他の細菌の発育を抑制し整腸剤として作用する。また，腐敗発酵物のアンモニアの産生を抑える作用を有する。

3) 副作用

特にない。

課　題

1. 胃壁細胞のヒスタミン H_2 受容体を刺激するとどのようになるか。

2. 胃潰瘍治療薬について記しなさい。

3. ヘリコバクター・ピロリ菌について調べなさい。

確認問題

1. H_2 ブロッカーは，ヒスタミンによる壁細胞からの（　　　）分泌を抑制する。

2. オメプラゾールは（　　　）ポンプを阻害し，胃酸分泌を抑制する。

3. ヘリコバクター・ピロリ菌は（　　　）という酵素を分泌し，アンモニアを発生させる。

4. 止瀉薬であるロペラミドは，（　　　）受容体に作用し腸管運動を抑制する。

国家試験問題（臨床工学技士）

第1章

1.1　正しい組合せはどれか。（第11回）

a.　薬物動態学（pharmacokinetics）―― 薬物の体内分布

b.　新薬の評価 ―― 二重盲検法

c.　薬効評価の理論 ―― GCP（Good clinical practice）

d.　プラセボ ―― QOL（Quality of life）

e.　薬効の心理的効果 ―― TDM（Therapeutic drug monitoring）

1. a, b, c　**2.** a, b, e　**3.** a, d, e　**4.** b, c, d
5. c, d, e

1.2　薬物投与について正しいのはどれか。（第11回）

a.　心肺蘇生時には皮下注射を選択する。

b.　カテコールアミンは気管内投与でも有効である。

c.　薬効出現は筋注より静注のほうが早い。

d.　極量とは生命に危険を及ぼす投与量である。

e.　経口投与では副作用はない。

1. a, b　**2.** a, e　**3.** b, c　**4.** c, d　**5.** d, e

1.3　正しいのはどれか。（第13回）

a.　薬物代謝は主に肝臓で行われる。

b.　薬物の反応性には遺伝的な個人差がある。

c.　向精神薬は薬物耐性が生じにくい。

d.　薬物アレルギーは初回投与では発生しない。

e.　薬物中毒は少量頻回投与でも発生する。

1. a, b, c　**2.** a, b, e　**3.** a, d, e　**4.** b, c, d
5. c, d, e

1.4　薬物の効果発現がもっとも早いのはどれか。（第20回）

1.　経口投与

2.　直腸内投与

3.　筋肉内注射

4. 静脈内注射
5. 皮下注射

1.5 薬の副作用（有害作用）と考えられるのはどれか。（第 21 回）

1. 頭痛患者に鎮痛薬といって砂糖を与えたら頭痛が治った。
2. 心不全の患者に利尿薬を投与したら症状が改善した。
3. 人工心肺回路を流れる血液にヘパリンを加えたら血液凝固が抑制された。
4. 感冒にかかった小児に感冒薬を飲ませたら蕁麻疹が出た。
5. ある薬を繰り返し投与したところ，薬の効果が現れなくなった。

1.6 正しいのはどれか。（第 22 回）

a. 薬物が代謝される速度は年齢によって異なる。
b. 静脈注射は内服よりも薬効の発現が遅い。
c. 徐放剤は速効性を重視して開発された。
d. 同一抗菌薬の連用は耐性菌の発現を招きやすい。
e. 薬理作用は薬側と生体側の両方の要因から影響を受ける。

1. a，b，c　**2.** a，b，e　**3.** a，d，e　**4.** b，c，d
5. c，d，e

1.7 薬物の生物学的半減期を延長させるのはどれか。（第 23，26 回）

a. 消化管からの吸収能力の低下
b. 血液からの各組織への移行速度の低下
c. 肝臓の代謝能力の低下
d. 腎臓の排泄能力の低下
e. 総投与量の減少

1. a，b　**2.** a，e　**3.** b，c　**4.** c，d　**5.** d，e

1.8 投与した薬物が門脈系を経た後に全身を循環するのはどれか。（第 24 回）

1. 経口投与
2. 舌下投与
3. 直腸内投与
4. 皮下注射
5. 静脈内注射

1.9　薬物血中濃度モニタリングの必要性が低いのはどれか。(第25回)

1. 薬物の有効血中濃度の範囲が狭い。

2. 薬物の体内動態における個人差が大きい。

3. 薬物血中濃度の治療域と中毒域が大きく離れている。

4. 薬効と副作用が薬物の血中濃度とよく相関する。

5. 腎障害のある患者に薬物を投与する。

1.10　薬物について正しいのはどれか。(第27回)

1. 治療係数（LD_{50}/ED_{50}）が大きいほど安全性が低い。

2. 血漿蛋白と結合したものは薬理作用を持たない。

3. 坐薬投与では初回通過効果（first pass effect）を受ける。

4. 経口（内服）投与のほうが筋肉内注射よりも薬効持続時間が短い。

5. 抗てんかん薬は治療薬物モニタリング（TDM）の対象とならない。

1.11　薬物の投与経路による血中濃度推移を図に示す。持続点滴静注はどれか。(第27回)

1. A

2. B

3. C

4. D

5. E

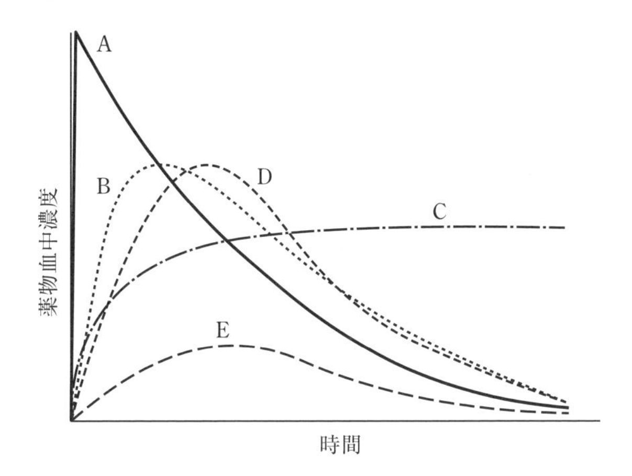

1.12　薬物について正しいのはどれか。(第28回)

a.　脳には全身循環から薬物が移行しやすい。

b.　直腸内投与のほうが経口投与よりも効果発現は早い。

c.　血漿蛋白と結合したものは薬理作用を持たない。

d.　生体内利用率とは経口投与薬物のうち全身を循環する薬物の割合を示す。

e.　生物学的半減期は投与薬物が血中から消失するまでの時間の1/2の時間である。

1. a, b　**2.** a, e　**3.** b, c　**4.** c, d　**5.** d, e

1.13　ある投与薬物の生物学的半減期の3倍の時間が経過したとき，その薬物の血中濃度は投与後ピーク値の何倍になるか。（第30回）

1. $\frac{1}{3}$

2. $\frac{1}{4}$

3. $\frac{1}{6}$

4. $\frac{1}{8}$

5. $\frac{1}{9}$

第2章

2.1　抗生物質の副作用について誤っているのはどれか。（第10回）

1. ペニシリン系抗生物質 —— 過敏症反応

2. アミノグリコシド系抗生物質 —— 聴力障害

3. キノロン系抗生物質 —— 末梢神経障害

4. クロラムフェニコール系抗生物質 —— 造血器障害

5. マクロライド系抗生物質 —— 肝障害

2.2　正しい組合わせはどれか。（第13回）

a.　テトラサイクリン（抗生物質）—— 肝障害

b.　プロピルチオウラシル（抗甲状腺薬）—— 顆粒球減少

c.　クロロキン（抗マラリア薬）—— 聴覚障害

d.　クロロサイアザイド —— 血清カリウム値上昇

e.　ハロタン（麻酔薬）—— 腎障害

1. a, b　**2.** a, e　**3.** b, c　**4.** c, d　**5.** d, e

2.3　ペニシリン系薬が無効なのはどれか。（第22回）

a.　伝染性単核球症

b.　ガス壊疽菌感染症

c.　梅毒

d.　MRSA感染症

e.　カンジダ症

1. a, b, c　**2.** a, b, e　**3.** a, d, e　**4.** b, c, d

5. c, d, e

2.4　ポビドンヨードについて誤っているのはどれか。（第 25 回）

a.　皮膚縫合前の創内洗浄は創治癒を高める。

b.　粘膜の消毒に禁忌である。

c.　関節注射時の皮膚消毒に有効である。

d.　ヨードアレルギーを起こす可能性がある。

e.　金属腐食性が強い。

1. a, b　**2.** a, e　**3.** b, c　**4.** c, d　**5.** d, e

2.5　手指消毒に適さないのはどれか。（第 26 回）

1.　逆性石鹸

2.　グルタラール（グルタールアルデヒド）

3.　クロルヘキシジン

4.　ポビドンヨード

5.　エチルアルコール

2.6　手指消毒に適さないのはどれか。（第 27 回）

1.　逆性石鹸

2.　グルタルアルデヒド

3.　エタノール

4.　クロルヘキシジン

5.　ポピドンヨード

第 3 章

3.1　モルヒネの作用はどれか。（第 14 回）

a.　鎮痛

b.　便秘

c.　振戦

d.　発汗

e.　催吐

1. a, b, c　**2.** a, b, e　**3.** a, d, e　**4.** b, c, d

5. c, d, e

3.2 麻薬性鎮痛薬について正しいのはどれか。（第15回）

a.　作用点はドパミン受容体である。

b.　鎮咳作用を有する。

c.　平滑筋攣縮作用を有する。

d.　便秘を起こす。

e.　錐体外路症状を起こす。

1. a, b, c　**2.** a, b, e　**3.** a, d, e　**4.** b, c, d
5. c, d, e

3.3 正しい組合わせはどれか。（第16回）

a.　ベンゾジアゼピン —— 抗不安薬

b.　イミプラミン —— 抗てんかん薬

c.　キニジン —— 強心薬

d.　アスピリン —— 抗血栓薬

e.　ヒスタミン H_1 拮抗薬 ―― 抗アレルギー薬

1. a, b, c　**2.** a, b, e　**3.** a, d, e　**4.** b, c, d
5. c, d, e

3.4 麻薬性鎮痛薬はどれか。（第18回）

a.　塩酸モルヒネ

b.　塩酸ペンタゾシン

c.　アスピリン

d.　アセトアミノフェン

e.　塩酸ペチジン

1. a, b　**2.** a, e　**3.** b, c　**4.** c, d　**5.** d, e

3.5 麻酔薬とその分類との組合わせで誤っているのはどれか。（第20回）

1.　チオペンタール —— 静脈麻酔薬

2.　プロカイン —— 筋弛緩薬

3.　フェンタニル —— 麻薬

4.　セボフルラン —— 揮発性麻酔薬

5.　亜酸化窒素 —— ガス麻酔薬

3.6 誤っている組合わせはどれか。（第25回）

1.　亜酸化窒素 —— ガス麻酔薬

2.　サクシニルコリン —— 局所麻酔薬

3.　セボフルラン —— 揮発性麻酔薬

4. フェンタニル —— 麻薬

5. プロポフォール —— 静脈麻酔薬

第4章

4.1 リドカインについて正しいのはどれか。(第12回)

a. 抗不整脈作用がある。

b. 局所麻酔薬として適している。

c. 気管支喘息患者には禁忌である。

d. 点眼による麻酔には適さない。

e. 副作用にショックがある。

1. a, b, c　**2.** a, b, e　**3.** a, d, e　**4.** b, c, d

5. c, d, e

第5章

5.1 ジキタリスについて誤っているのはどれか。(第14回)

1. うっ血性心不全の治療に用いる。

2. 安全域が狭い。

3. 薬物相互作用が強い。

4. 副作用として頻脈が出やすい。

5. 副作用として消化器症状が出やすい。

5.2 高血圧治療に用いるのはどれか。(第17回)

a. ヒスタミン H_2 受容体拮抗薬

b. アンジオテンシンⅡ受容体拮抗薬

c. カルシウム拮抗薬

d. β 遮断薬

e. 抗血小板薬

1. a, b, c　**2.** a, b, e　**3.** a, d, e　**4.** b, c, d

5. c, d, e

5.3 心血管作用薬はどれか。(第17回)

a. アドレナリン

b. プロポフォール

c. モルヒネ

d. ジアゼパム

e. ジギタリス

1. a, b　**2.** a, e　**3.** b, c　**4.** c, d　**5.** d, e

5.4 降圧薬として用いられるのはどれか。（第 18 回）

a. 亜硝酸アミル

b. 塩酸リドカイン

c. ジゴキシン

d. アンジオテンシン変換酵素阻害薬

e. カルシウム拮抗薬

1. a, b **2.** a, e **3.** b, c **4.** c, d **5.** d, e

5.5 抗不整脈薬として用いるのはどれか。（第 19 回）

a. アンジオテンシン変換酵素阻害薬

b. ニトログリセリン

c. ウロキナーゼ

d. リドカイン

e. カルシウム拮抗薬

1. a, b **2.** a, e **3.** b, c **4.** c, d **5.** d, e

第7章

7.1 ヘパリンの中和剤はどれか。（第 10 回）

1. 低分子ヘパリン

2. アドレナリン

3. プロタミン

4. インドメタシン

5. ガンマグロブリン

7.2 誤っているのはどれか。（第 12 回）

1. ワーファリンには抗凝固作用がある。

2. アセチルサリチル酸（アスピリン）には血小板凝集促進作用がある。

3. ウロキナーゼにはフィブリン溶解作用がある。

4. ビタミン K は肝における凝固因子の産生に必要である。

5. トロンビン末には止血作用がある。

7.3 ヘパリンの中和剤はどれか。（第 16 回）

1. トロンビン

2. ウロキナーゼ

3. アンチトロンビンⅢ

4. ビタミン K

5. プロタミン

7.4 抗トロンビン作用による凝固阻止剤はどれか。(第 28 回)

1. EDTA

2. ヘパリン

3. ワルファリン

4. シュウ酸ナトリウム

5. クエン酸ナトリウム

第 9 章

9.1 薬剤の作用について誤っているのはどれか。(第 15 回)

1. テオフィリンには気管支収縮作用がある。

2. モルヒネには呼吸抑制作用がある。

3. ヘパリンにはトロンビンの酵素活性阻害作用がある。

4. プロプラノロールには β 受容体抑制作用がある。

5. リドカインには抗不整脈作用がある。

9.2 気管支拡張薬として用いられるのはどれか。(第 19 回)

a. β_2 受容体刺激薬

b. テオフィリン薬

c. 抗コリン薬

d. ステロイド薬

e. 抗アレルギー薬

1. a, b, c　**2.** a, b, e　**3.** a, d, e　**4.** b, c, d

5. c, d, e

確認問題　解答

第1章

1.　① 薬力学，② 薬物動態学

2.　① 処方せん医薬品，② 一般医薬品

3.　① 医薬品医療機器等法，② 日本薬局方

4.　① 主作用，② 副作用，③ 有害作用

5.　① 注射，② 経口，③ 筋肉注射

6.　生体利用度（バイオアバイラビリティー）

7.　プロドラッグ

8.　薬物相互作用

9.　プラセボ

10.　コンプライアンス

11.　毒薬

12.　ヘルシンキ

13.　3時間

解説

$T_{1/2}=\dfrac{0.693}{K}$ より，まず K を求める。

$C=C_{O}e^{Kt}$ より，$t=\dfrac{1}{K}\log_e\dfrac{C_0}{C}$ となり，$K=\dfrac{1}{t}\log_e\dfrac{C_0}{C}$ となる。

また，$t=10$（午前10時 ～ 午後8時）より，

$$K=\frac{1}{10}\log_e\frac{0.01}{0.1}=\frac{1}{10}\log_e 10=0.2303$$

したがって，$T_{1/2}=\dfrac{0.693}{0.2303}\fallingdotseq 3$

今，薬物の濃度が直線的に減数すると考えると，10時間後で初期濃度の1/10の濃度となるので，半分の濃度（0.05 mg/dl）となるのは5時間となる。しかし，実際は指数関数的に減数するのでこれよりも短くなる。

第2章

1.　抗菌スペクトル

2.　交差耐性

3. βラクタム
4. アミノグリコシド
5. エリスロマイシン
6. テトラサイクリン
7. 中枢性の痙攣
8. ① イソニアジド，② リファンピシン
9. A，B
10. グルタラールまたは過酢酸

第3章

1. ① 亜酸化窒素，② セボフルラン，イソフルラン，デスフルランのうち1つ
2. ① 50，② 酸素欠乏
3. ① バルビツール酸，② ベンゾジアゼピン
4. 向精神薬
5. エチゾラム（デパス）
6. ① イミプラミン（トフラニール）またはクロミプラミン（アナフラニール）
   ② パロキセチン（パキシル）またはフルボキサミン（デプロメール，ルボックス）
7. ① ドーパミン，② 陽性症
8. クロルプロマジン
9. 炭酸リチウム
10. パーキンソン
11. ① 小発作，② バルブロン酸
12. ① モルヒネ，② オピオイド

第4章

1. 体性
2. ① 交感，② 副交感
3. ① アセチルコリン，② アドレナリン
4. ① 散瞳，② 上昇，③ 収縮，④ 拡張，⑤ 抑制
5. ① 脱分極，② ロクロニウムまたはベクロニウム，③ スキサメトニウム
6. アナフィラキシーショック

第5章

1. ① 労作狭心症，② 異型（安静）狭心症

2. ニトログリセリン

3. ACE 阻害薬

4. ① ジギタリス，② Na^{+}-K^{+} ATPase の阻害

5. ① 140，② 90

6. ①～④は利尿薬，交感神経抑制薬，カルシウム拮抗薬，レニン－アンジオテンシン系阻害薬の 4 つ。

第6章

1. ① 1，② 100，③ 1

2. ループ

3. カリウム保持性

第7章

1. ① 鉄（Fe），② ヘモグロビン，② 小球性低色素

2. エリスロポエチン

3. 骨髄

4. ① 血栓溶解，② 血液凝固，③ アスピリンまたはチクロピジン

5. ① AT- Ⅲ（アンチトロンビンⅢ），② 血栓

6. ① トロンビン，② ビタミン K 群（フィトナジオン），③ トラネキサム酸

第8章

1. ① アレルギー，② 胃酸

2. シクロオキシゲナーゼ

3. ホスホリパーゼ A_2

4. 感染

5. ① プロベネシッド，② アロプリノール，③ コルヒチン

第9章

1. ① サルブタモール，② テオフィリンまたはアミノフィリン

2. ① ジモルホラミン（テラプチク），② ドキサプラム（ドプラム）

3. ① 気道分泌亢進，② 気道粘液溶解，③ 気道潤滑

第 10 章

1. ① Ⅰ型，② β，③ Ⅱ型
2. 経口
3. ① スルホニル尿素系製剤（SU 製剤），② ビグアナイド製剤（BG 製剤）
4. ① 活性型ビタミン D，② カルシトニン

第 11 章

1. 胃酸
2. プロトン
3. ウレアーゼ
4. オピオイド

国家試験問題（臨床工学技士）　解答

第 1 章

1.1　（第 11 回）　1

1.2　（第 11 回）　3

1.3　（第 13 回）　2

1.4　（第 20 回）　4

1.5　（第 21 回）　4

1.6　（第 22 回）　3

1.7　（第 23，26 回）　4

1.8　（第 24 回）　1

1.9　（第 25 回）　3

1.10　（第 27 回）　2

1.11　（第 27 回）　3

1.12　（第 28 回）　4

1.13　（第 30 回）　4

第 2 章

2.1　（第 10 回）　3

2.2　（第 13 回）　1

2.3　（第 22 回）　3

2.4　（第 25 回）　1

2.5　（第 26 回）　2

2.6　（第 27 回）　2

第 3 章

3.1　（第 14 回）　2

3.2　（第 15 回）　4

3.3　（第 16 回）　3

3.4　（第 18 回）　2

3.5　（第 20 回）　2

3.6　（第 25 回）　2

第 4 章

4.1　（第 12 回）　2

第 5 章

5.1　（第 14 回）　4

5.2　（第 17 回）　4

5.3　（第 17 回）　2

5.4　（第 18 回）　5

5.5　（第 19 回）　5

第 7 章

7.1　（第 10 回）　3

7.2　（第 12 回）　2

7.3　（第 16 回）　5

7.4　（第 28 回）　2

第 9 章

9.1　（第 15 回）　1

9.2　（第 19 回）　1

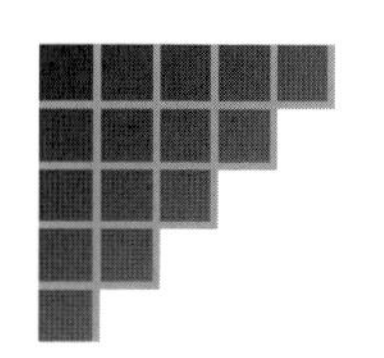

索 引

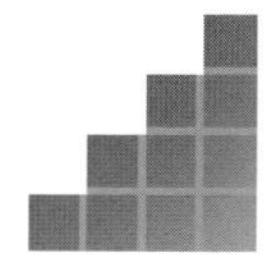

[か]

[さ]

[た]

[な]

【編著者紹介】
海本浩一（うみもと・こういち）
大阪薬科大学薬学部卒業
フランス・パリ大学医学部ネッカー病院留学を経て，大阪電気通信大学・医療福祉工学科教授

【著者紹介】
岩谷博次（いわたに・ひろつぐ）　医学博士
大阪大学医学部卒業
大阪大学腎臓内科副科長を経て，国立病院機構・大阪医療センター腎臓内科科長，大阪大学臨床准教授（腎臓内科学）

【編集協力者】
鎌田亜紀（かまだ・あき）　臨床工学技士
大阪電気通信大学・医療福祉工学科講師

【臨床工学テキスト】
くすりと薬理

2017年9月20日　第1版1刷発行　ISBN 978-4-501-33240-2 C3055

編著者　海本浩一
著　者　岩谷博次
©Umimoto Koichi, Iwatani Hirotsugu 2017

発行所　学校法人 東京電機大学
東京電機大学出版局
〒120-8551　東京都足立区千住旭町5番
〒101-0047　東京都千代田区内神田1-14-8
Tel. 03-5280-3433（営業）03-5280-3422（編集）
Fax. 03-5280-3563　振替口座 00160-5-71715
http://www.tdupress.jp/

JCOPY ＜（社）出版者著作権管理機構 委託出版物＞
本書の全部または一部を無断で複写複製（コピーおよび電子化を含む）することは，著作権法上での例外を除いて禁じられています。本書からの複製を希望される場合は，そのつど事前に，（社）出版者著作権管理機構の許諾を得てください。また，本書を代行業者等の第三者に依頼してスキャンやデジタル化をすることはたとえ個人や家庭内での利用であっても，いっさい認められておりません。
［連絡先］Tel. 03-3513-6969，Fax. 03-3513-6979，E-mail: info@jcopy.or.jp

編集協力・組版：(株)チューリング　印刷：(株)ルナテック　製本：渡辺製本(株)
装丁：齋藤由美子
落丁・乱丁本はお取り替えいたします。　Printed in Japan